Schattauer

Sabine C. Herpertz | Elisabeth Schramm (Hrsg.)

Modulare Psychotherapie

Ein Mechanismus-basiertes, personalisiertes Vorgehen

Unter Mitarbeit von
Anne-Katharina Deisenhofer
Moritz Elsaeßer
Michael Franz
Sara Franz
Stefan G. Hofmann
Wolfgang Lutz
Winfried Rief
Julian A. Rubel
Marlon Westhoff

Schattauer

Besonderer Hinweis:
Die Medizin unterliegt einem fortwährenden Entwicklungsprozess, sodass alle Angaben, insbesondere zu diagnostischen und therapeutischen Verfahren, immer nur dem Wissensstand zum Zeitpunkt der Drucklegung des Buches entsprechen können. Hinsichtlich der angegebenen Empfehlungen zur Therapie und der Auswahl sowie Dosierung von Medikamenten wurde die größtmögliche Sorgfalt beachtet. Gleichwohl werden die Benutzer aufgefordert, die Beipackzettel und Fachinformationen der Hersteller zur Kontrolle heranzuziehen und im Zweifelsfall einen Spezialisten zu konsultieren. Fragliche Unstimmigkeiten sollten bitte im allgemeinen Interesse dem Verlag mitgeteilt werden. Der Benutzer selbst bleibt verantwortlich für jede diagnostische oder therapeutische Applikation, Medikation und Dosierung.
In diesem Buch sind eingetragene Warenzeichen (geschützte Warennamen) nicht besonders kenntlich gemacht. Es kann also aus dem Fehlen eines entsprechenden Hinweises nicht geschlossen werden, dass es sich um einen freien Warennamen handelt.

Schattauer
www.schattauer.de

Gestaltungskonzept: Farnschläder & Mahlstedt, Hamburg
Cover: Bettina Herrmann, Stuttgart
unter Verwendung einer Abbildung von © shutterstock/optimarc
Gesetzt von Eberl & Koesel Studio, Kempten
Gedruckt und gebunden von Friedrich Pustet GmbH & Co. KG, Regensburg
Korrektorat: Judith Mark, Freiburg
ISBN 978-3-608-40147-9
E-Book ISBN 978-3-608-11956-5
PDF-E-Book ISBN 978-3-608-20592-3

Bibliografische Information der Deutschen Nationalbibliothek
Die Deutsche Nationalbibliothek verzeichnet diese Publikation in der Deutschen Nationalbibliografie; detaillierte bibliografische Daten sind im Internet über http://dnb.d-nb.de abrufbar.

Herausgeberinnen, Autorinnen und Autoren

Herausgeberinnen

Prof. Dr. med. Sabine C. Herpertz
Ärztliche Direktorin der Klinik für Allgemeine Psychiatrie
Universitätsklinikum Heidelberg
Klinik für Allgemeine Psychiatrie
Vossstraße 2
69115 Heidelberg

Prof. Dr. phil. Elisabeth Schramm
Universitätsklinikum Freiburg
Klinik für Psychiatrie und Psychotherapie
Hauptstraße 5
79104 Freiburg

Autorinnen und Autoren

Dr. Anne-Katharina Deisenhofer
Universität Trier
Klinische Psychologie und Psychotherapie
Fachbereich I – Psychologie
Am Wissenschaftspark 25 + 27
54296 Trier

M. Sc. Moritz Elsaeßer
Universitätsklinikum Freiburg
Klinik für Psychiatrie und Psychotherapie
Hauptstraße 5
79104 Freiburg

Prof. Dr. med. Michael Franz
Vitos Klinikum Gießen und Marburg
Licher Straße 106
35394 Gießen

Dr. Sara Franz
Vitos gGmbH
Licher Straße 106
35394 Gießen

Prof. Dr. Stefan G. Hofmann
Alexander von Humboldt Professor
LOEWE Spitzenprofessur für Translationale Klinische Psychologie
Philipps-Universität Marburg
Schulstraße 12
35037 Marburg/Lahn

Prof. Dr. Wolfgang Lutz
Universität Trier
Klinische Psychologie und Psychotherapie
Fachbereich I – Psychologie
Am Wissenschaftspark 25 + 27
54286 Trier

Prof. Dr. Winfried Rief
Universität Marburg
Klinische Psychologie und Psychotherapie
Gutenbergstraße 18
35032 Marburg

Prof. Dr. Julian A. Rubel
Justus-Liebig-Universität Gießen
Professur für Psychotherapieforschung
Otto-Behaghel-Straße 10
35394 Gießen

M. Sc. Marlon Westhoff
Universität Marburg
Translationale Klinische Psychologie
Schulstraße 12
35037 Marburg

Inhalt

Vorwort

Mit diesem Buch widmen wir uns im deutschsprachigen Raum erstmals der Modularen Psychotherapie, von deren Idee und großen Relevanz für die zukünftige psychiatrisch-psychotherapeutische Versorgung beide Herausgeberinnen überzeugt sind. Sie haben deshalb Wissenschaftler:innen angesprochen, deren Ideen für eine künftige Psychotherapie nahe aber nicht unbedingt identisch zu den eigenen sind. Für die Leserschaft ist deshalb zu beachten, dass die wissenschaftliche Konzeption der Modularen Psychotherapie »noch in den Kinderschuhen« steckt und deshalb die einzelnen Kapitel noch nicht ein Ganzes erzeugen und die Begrifflichkeiten zwischen den Autorinnen und Autoren dieses Buches noch nicht in jedem Detail über die Kapitel hinweg vereinheitlicht sind. Es handelt sich also bei der im Buch dargestellten Konzeption um den aktuellen Entwicklungsstand der Modularen Psychotherapie.

All denjenigen, die zum Gelingen dieses Werkes beigetragen haben, gilt unser herzlicher Dank. Hier sind an erster Stelle die Autorinnen und Autoren zu nennen, die als Expert:innen für ihr jeweiliges Thema zum Gelingen dieses Buches beigetragen haben. Besonderer Dank gilt Franz Caspar, mit den uns über Jahrzehnte ein kritischer Austausch zu Psychotherapiekonzepten und deren weiteren Entwicklung verbindet. Schließlich möchten wir uns bei Annegret Boll vom Verlag Klett-Cotta (zu dem Schattauer gehört) für ihr Interesse an dem Thema und ihre Unterstützung in allen Phasen des Entwicklungsprozesses bedanken.

Die Herausgeberinnen im August 2022

Geleitwort

Wer die »Berner Position« kennt, dass eine *Individualisierung* wirklich auf individueller Ebene im Moment des therapeutischen Handelns stattfinden sollte (u. a. Caspar 2009; Herpertz & Schramm i. d. B. = in diesem Band), mag erstaunt sein, dass ich hier ein positives Vorwort für den Modularisierungsansatz schreibe. Das mag wie ein Abgehen vom Ansatz der maximalen Individualisierung aussehen. Es ist aber viel mehr ein Ausdruck von Pragmatismus: Wenn man Kolleg:innen auf dem Weg zur Individualisierung abholen will, wenn man ein Modell anbieten will für diejenigen, die Anleitung suchen, wie man das denn konkret umsetzt, welche die Ingredienzien für einen solchen Konstruktionsprozess suchen, dann darf man nicht bei einem Benennen von relevanten Aspekten und bei einer Skizze des Konstruktionsprozesses mit ein paar illustrierenden Beispielen stehen bleiben. Hier hat der Modularisierungsansatz eine ganz grosse Bedeutung, wie ich noch herleiten werde: »Die Modulare Psychotherapie beschreibt psychotherapeutische Programme, die sich aus eigenständigen funktionellen Einheiten (sog. Modulen) zusammensetzen, die untereinander vielfältig kombiniert werden können, ohne diese für ihre eigene Wirkung zu benötigen ... Modularität bedeutet die Auftrennung komplexer Programme in einfache, unabhängig voneinander wirksame Teile.« (Herpertz i. d. B.).

Wie weit die Unabhängigkeit wirklich geht, wird eine empirische Frage sein. Hans Strupp, einer der Väter moderner Psychotherapieforschung, hat ja schon 1973 die Frage aufgeworfen, ob es so etwas *wie psychotherapeutische Techniken unabhängig von Kontext* gibt (u. a.: wer wendet die Technik bei einem/r Patient:in mit welchen Eigenschaften an, mit welchen anderen Techniken wird kombiniert, wie ist der Beziehungshintergrund, etc.). Die Antwort ist wohl ziemlich klar ein »Nein«. Wenn wir von Technik reden oder schreiben, ist das immer eine Abstraktion. Sich darauf zu besinnen, tut Not, aber dennoch hilft das Konstrukt der Technik, uns in der über-komplexen Welt der Psychotherapie zurechtzufinden, und ähnlich sehe ich das mit den Modulen. Bei der Modularen Psychotherapie kommt das Bestreben dazu, auch empirisch sicherzustellen, dass die Einheiten soweit möglich funktional unabhängig sind. Das Denken mit unseren »pedestrian minds« (ich mag diesen zur Bescheidenheit mahnenden englischen Ausdruck) in einer überschaubaren Zahl von Grössen kann in einem Ansatz wie dem modularen Ansatz ein Gerüst finden, das hilft sich *zurechtzufinden*, selbst wenn es nur einen Teil der Realität abbilden würde, und auch wenn seinen Entwickler:innen und Vertreter:innen eine weitere Differenzierung Programm ist. Es ist ein Gerüst, das auch Forschung strukturieren und anleiten kann (Herpertz i. d. B.).

Ein ziehendes Argument für Ansätze jeglicher Art, ist, dass sie *Neues* bringen. Viele Grundannahmen und -thesen des modularen Ansatzes haben bereits ein beträchtliches Alter. Einige davon will ich hier aufzählen, auch um dem Auftrag gerecht zu werden, den modularen Ansatz in der Psychotherapie-Landschaft zu verorten. Ich bitte, mir nachzusehen, dass ich beim Durchgehen verschiedener Themen einiges an Berner Literatur nenne, weil ich die am besten kenne.

Individualisierung wurde schon genannt: Personalisierung oder, derzeit en vogue, »responsiveness« (u. a. Stiles et al. 1998; Kramer & Stiles 2015) sind verwandte Konzepte. Wie weit sie gehen und mit welchen Mitteln sie erreicht werden sollen, dazu gibt es unterschiedliche Vorstellungen, die aber alle mit einer Ablehnung des »Ideals« der engen Manualisierung und Standardisierung einhergehen. Dieses Ideal, verbunden mit einer vermeintlichen Anforderung von Randomisierten Kontrollierten Studien (Caspar 2006, 2018) hat nur vorübergehend dominiert. Individualisierung ist eine Rückkehr zu bzw. Weiterentwicklung des Alten. Gemeinsam ist den Individualisierungs- (etc.-) Ansätzen auch, dass sie Psychotherapie optimieren sollen (Herpertz & Schramm i. d. B.), wobei es wohl gut wäre, genauer zu definieren, was das heisst: Steigerung der Wirksamkeit im Durchschnitt, Verbesserung des Kosten-Nutzen-Verhältnisses, das Erreichen einer grösseren Zahl von Patient:innen, das Ansprechen von besonders schwierigen Gruppen, die Verringerung der Abbrecherquote, etc.

Dass Psychotherapie *heuristischen Prinzipien*, nicht algorithmischen Manualen folgen sollte, haben wir früh gefordert (Caspar 1999; Caspar & Grawe 1989, 1992; Wirkfaktoren: Grawe et al. 1994. Die *Prozessorientierung* (Westhoff & Hofmann i. d. B.) ist ein Merkmal des Berner Ansatzes, sicher mit Wurzeln im Training sowohl von Grawe als auch von mir in der Klientenzentrierten Therapie. Für den humanistischen Ansatz ist die Prozessorientierung ja eine Selbstverständlichkeit, treffend auch in Grawes Titel »Der Weg entsteht beim Gehen« (1988) angesprochen, weiterverfolgt u. a. bei Grawe 1989 und 1998. Grawe hat zusammen mit dem Psychoanalytiker Horst Kächele in den 90er Jahren viele Psychotherapieforscher unterschiedlicher Orientierung in der Arbeitsgruppe »Psychotherapeutische Einzelfall-Prozessanalyse« (PEP) versammelt. Seine Figurationsanalyse (Grawe & Baltensperger 1998), in welcher Prozessdaten für TherapeutInnen praxisgerecht veranschaulicht werden, kann als Mit-Vor-Vorläufer des Feedbackansatzes von Lutz und anderen (i. d. B.) gesehen werden. Dass die Prozessforschung »noch kein eindeutiges kausales Netzwerk von Zusammenhängen zwischen bestimmten Moderatoren, Mechanismen oder Prozessvariablen und dem Behandlungsergebnis zeigen konnte« (Lutz et al. i. d. B.) ist kein Grund, auf eine Prozessorientierung zu verzichten, es sollte vielmehr Ansporn sein.

Zugunsten vieler weiterer Merkmale die *Diagnose* nicht einseitig zu gewichten ist das Credo der traditionellen Verhaltenstherapie (u. a. Kanfer & Philips 1970), bei uns der Vertikalen Verhaltensanalyse (Grawe & Dziewas 1978), später Plananalyse (Caspar 1989) und Schemaanalyse (Grawe 1998). Psychische Probleme werden als Konsequenz einer Rigidität bewusster und nicht bewusster instrumenteller Strategien gesehen, die zum Einsatz untauglicher und nebenwirkungsreicher Mittel führt, und in Fallkonzeptionen wird den Gründen für eine solche Rigidität, meist einem Dominieren von Vermeidungsplänen, nachgespürt. Es wird gefragt, wieweit ein Mensch wirklich im Einklang mit seinen Bedürfnissen lebt, und wenn nicht, was ihn/sie davon abhält.

Eine Relativierung der Bedeutung der Diagnose findet sich auch bei Caspar et al. 2009 und Caspar et al. 2006. Wir haben bedauert, dass nicht zuletzt unter dem Einfluss des medizinischen Krankheitsmodells die Diagnose über lange Zeit die Therapieplanung übermässig bestimmt hat, was mich auch veranlasst hat, das transdiagnostische »Unified Protocol« von Barlow et al. zu übersetzen und in Deutsch herauszugeben (Barlow et al. 2019). Wir haben es seit jeher – um einmal noch wesentlich ältere Literatur einzubringen – mit einem der Väter der modernen Medizin, Sir William Osler (1849–1919), gehalten, der zitiert wird mit dem Spruch »It's more important to know what sort of patient has a disease than what sort of disease the patient has.« Ähnliche Aussagen werden, noch älter, sogar Hippokrates zugeschrieben. Osler weiter: »The good physician treats the disease; the great physician treats the patient who has the disease«.

Die *Therapiebeziehung* ist seit dem Ende der 70er Jahre auch in der Verhaltenstherapie ein wichtiges Thema, bei dem lerntheoretische Konzepte an ihre Grenzen stossen und Ergänzung und Konkurrenz durch neuere Konzepte bekommen haben, wie die Motivorientierte Beziehungsgestaltung (Caspar 2008; sogar experimentell gestützt: Kramer et al. 2014), aber auch das der Alliance Ruptures (Beziehungsbrüche und wie sie repariert werden können; Safran et al. 2011).

In seinem Konzept der »Allgemeinen Psychotherapie« hat Grawe (1999) gefordert, die *Beschränkung auf die Konzepte und Techniken je einer Therapieschule* zu überwinden und alle für einen Geltungsbereich relevanten Erkenntnisse und Konzepte nicht nur bestehender Therapieschulen, sondern auch der Grundlagenwissenschaften in einem andauernden Prozess zu integrieren. Diesen Prozess sah er als asymptotisch, weil sich die Erkenntnisse in verschiedenen Feldern ständig weiterentwickeln und das Ziel einer vollständigen Integration so *nie ganz erreicht wird*. Allgemeine Psychotherapie ist ein Prozessmodell und kein fertiger integrativer Ansatz, der in Anspruch nähme, nun der beste zu sein und damit Gefahr laufen würde, im negativen Sinn zu einer Schule wie alle anderen zu werden.

Die intensiven *Diskussionen zwischen Angehörigen verschiedener Orientierungen*, die Rief (i. d. B.) fordert, gibt es schon seit Längerem, etwa im Rahmen der Society for the Exploration of Psychotherapy Integration (SEPI; Beispiel Caspar et al. 2010) zur orientierungsübergreifenden vergleichenden Analyse eines Falles, oder im Rahmen einer von Castonguay und Hill an der Penn State University organisierten kleinen, internationalen und ebenfalls orientierungsübergreifenden, sich seit 2001 regelmässig treffenden Diskussionsgruppe. Publiziert wurden bisher ansatzübergreifende Arbeiten zu Einsicht, Korrektiven Erfahrungen, und Therapeuteneffekten. Ein weiterer Band zur Psychotherapieausbildung steht kurz vor dem Erscheinen. Gut wäre aber im Sinne von Rief, wenn es mehr solche Initiativen, auch im deutschen Sprachraum gäbe.

Der gängigen Auffassung, dass der Gold Standard für empirische Evidenz *Randomisierte Klinische Studien* mit *enger Manualisierung* des Vorgehens und *Homogenisierung des Klientels* sind, haben wir bereits mit unserer ersten Berner Vergleichsstudie (Grawe et al. 1990) entgegengearbeitet, die Auffassung auch explizit kritisch diskutiert und Alternativen aufgezeigt (Caspar 2006, 2018). Caspar & Jacobi formulierten 2004 folgende Kritikpunkte:

- dass nur bei einem Teil unselegierter Patienten eine bestimmte Störung im Vordergrund steht.
- dass es schwierig sein wird, für seltenere Störungen und komorbide Kombinationen von Störungen mehrfach evaluierte Therapieprogramme zu entwickeln,
- dass eine einseitig störungsorientierte Sicht eine Berücksichtigung von Ressourcen erschweren kann, deren Bedeutung empirisch immer evidenter wird, und
- dass deshalb – so bedeutsam die Entwicklung störungsspezifischer Vorgehensweisen ist – eine zu starke Orientierung daran ein Maximieren von Therapieeffekten erschweren kann.

Die Bedeutung der *Therapeut:innen als Personen*, von Lutz et al. (i. d. B.) sowie Rief (i. d. B.) hervorgehoben, musste vom RCT-Ansatz heruntergespielt werden, um die Wichtigkeit der Verfahren hervorzuheben. Wir gingen davon aus, dass man Therapeut:innen nicht präskriptive Ansätze zur Verbesserung ihrer Praxis verschreiben kann, ohne erstmal besser zu verstehen, wie Therapeut:innen funktionieren (Caspar 1997: »What goes on in a therapist's mind?«). Am Reader »*How* and why are some therapists better than others? Understanding therapist effects«, von Castonguay und Hill (2017) haben mehrere Berner und Ex-Berner mitgewirkt.

Seine Sicht der Bedeutung *neurobiologischer Grundlagen* für die Psychotherapie hat Grawe 2004 programmatisch und dabei optimistisch dargelegt; ich habe zwar gefordert, laufend zu berücksichtigen, was die Neurobiologie Psychotherapie-Relevantes zeigt, aber mit mehr Skepsis, wie weit das in näherer Zukunft reicht (Caspar 2015). Beides, Optimismus und Skepsis bezüglich der Reichweite, hatte aber auch viele Vorläufer, sogar in einer Person: Griesinger (1845) gilt als einer der Väter der Auffassung, dass psychische Krankheiten Gehirnkrankheiten seien, hat aber Skepsis gegenüber dem Erklärungs-Anspruch neurobiologischer Erklärungen gezeigt:

»Wüssten wir auch Alles, was im Gehirn bei seiner Thätigkeit vorgeht, ... – was nützte es? Alle Schwingungen und Vibrationen, alles Electrische und Mechanische ist doch immer noch kein Seelenzustand, kein Vorstellen. ... Was soll man nun zu dem platten und seichten Materialismus sagen, der die allgemeinsten und werthvollsten Thatsachen des menschlichen Bewusstseins über Bord werfen möchte, weil sie sich nicht im Gehirne mit Händen greifen lassen?« (Griesinger 1861, S. 6/7).

Mein Punkt ist bei dieser Liste von Hinweisen nicht ein »Alles schon dagewesen!« – was ja auch nicht stimmen würde. Es ist auch nicht wichtig, ob die Berner oder jemand anders die aufgezählten Punkte, alle mit Bezug zu diesem Buch, behandelt und Auffassungen vertreten hat, sondern vielmehr die Frage, warum sich diese in meinen Augen vernünftigen Positionen nicht längst mehr durchgesetzt haben.

Ich sehe mit unterschiedlichem Gewicht für verschiedene Themen diese Gründe:

- das Passen des Hervorhebens der Diagnose zu einem medizinischen Krankheitsmodell

- das Passen der Konzentration auf eine Diagnose für Forschungsprojekte, Bücher, Workshops, Profilbildung in der Karriere von Klinischen PsychologInnen und PsychiaterInnen
- die Motive, die damit verbunden sind, eine Therapieschule zu gründen und aufrecht zu erhalten, bzw. sich (v.a. nachdem man viel in ein schulspezifisches Training investiert hat!) damit zu identifizieren und andere Ansätze kritisch zu sehen und schlecht zu machen.
- das Passen der Idee einer Standardbehandlung für eine bestimmte Diagnose mit experimentell belegter Wirkung, in Konkurrenz und analog zu einer stets gleich zusammengesetzten Pille mit verbriefter Wirkung unabhängig (?) vom Arzt, der sie verschreibt und vom Apotheker, der sie verkauft
- wie Rief (i.d.B.) schreibt: Die Regularien im Zusammenhang mit den Richtlinienverfahren! Deutschland hat für die Patient:innen ohne Zusatzversicherung die weltweit psychotherapiefreundlichsten Vergütungsbedingungen, aber als diese eingeführt wurden, musste der Gesetzgeber mit einer Einschränkung der anerkannten Therapieverfahren beruhigt werden – mit anhaltend psychotherapie-integrationsfeindlicher Wirkung. Der Verfahrenspurismus ist v.a. ein deutsches Problem.
- und last not least: eben, das Fehlen eines hinreichenden Sets von Anleitungen, wie die diversen Kritikpunkte zu berücksichtigen, die guten Ideen in der konkreten Praxis umzusetzen sind.

Es ist zu hoffen, dass der modulare Ansatz Kräfte freisetzt, in gemeinsamem Bemühen verschiedene Orientierungen zusammenzubringen, die heute zumindest im deutschen Sprachraum noch weitgehend unabhängig oder gar gegeneinander operieren. Vielleicht hilft er sogar, unsinnige Regelungen (Stichwort Richtlinienverfahren und Integrationsverbot) zu entlarven und zu überwinden.

Der letzte Punkt ist für mich aber das Wesentlichste am modularen Ansatz: Sein Potential, beim Umsetzen von Vorstellungen zu helfen, die zu einem guten Teil schon länger da sind. Sein Baukastenprinzip dürfte eine breite Anwendung begünstigen (Herpertz & Schramm i.d.B.).

Verdienstvoll ist dabei auch, dass auf unterschiedliche Randbedingungen (ambulant: Elsässer & Schramm i.d.B. und stationär: Franz & Franz i.d.B.) eingegangen wird, und dass dabei auch diskutiert wird, wie andere Berufsgruppen einbezogen werden können und wie Entscheidungsprozesse laufen sollten, damit in einer Institution wirklich alle mitmachen.

Der empirischen Evidenz hat sich der modulare Ansatz ganz und gar verschrieben. Der riesige Aufwand für Randomisierte Kontrollierte Studien wird problematisiert, weil er es unmöglich erscheinen lässt, das ganze Feld der Psychotherapie damit abzudecken.

Für den modularen Ansatz ist eine weitergehende Individualisierung Programm (Herpertz sowie Herpertz & Schramm i.d.B.). Das entspricht auch Erkenntnissen der Expertise-Forschung, wonach Spitzenkönner in verschiedenen Berufen in ihrem Entscheiden und Handeln eine grosse Zahl von Aspekten einbeziehen, unter Berücksichtigung dieser Aspekte gut voraussehen können, wie sich ihr Handeln auswirkt, und die Entwicklung dann gut beobachten, um das Feedback in der Entwicklung des weiteren Handelns zu berücksichtigen (Caspar 2017). Im Vergleich zu anderen Berufen (Schreiner, Computer-Programmierer, Chirurg, ...) haftet der Psychotherapie chronisch an, dass sog. intrinsisches Feedback rar ist: Ob eine therapeutische Entscheidung oder Aktion zielführend war, ist nicht leicht ersichtlich: Ein zufriedener Gesichtsausdruck eines Patienten kann auch signalisieren, dass es ihm gerade gelungen ist, die Therapeutin von einem schwierigen, aber wichtigen Thema abzulenken. Eine meiner Patientinnen, die verbal und nonverbal extremes Missfallen an den vorgeschlagenen und massvoll auch realisierten Rollenspielen ausgedrückt hatte, sagte nach erfolgreicher Therapie, sie möge das fast nicht sagen, aber was ihr am meisten geholfen habe, seien die Rollenspiele ...

Ein Dilemma der Psychotherapieforschung und jeden Ansatzes, der nach empirischer Evidenz strebt, ausser vielleicht radikaler Einzelfallforschung mit Verzicht auf den Anspruch von Generalisierbarkeit, wurde immer zu Beginn meiner Psychotherapie-Vorlesungen deutlich: Die Frage an die jungen Masterstudierenden war: »Was denken Sie persönlich, worauf kommt es wirklich an, dass im Einzelfall eine Therapie erfolgreich wird?« Rund die Hälfte der Antworten bezogen sich auf ganz individuelle Konstellationen. Es war schwierig – das war dann die nächste Frage – solche Konstellationen in Variablen abzubilden. Wir brauchen ja Variablen, auf die wir die individuellen Konstellationen abbilden können, Variablen, bei denen wir für die Allermeisten der zu untersuchenden angeben können, wie sie ausgeprägt sind, Variablen, deren Zusammenhang mit anderen Variablen, die z. B. für Therapieerfolg stehen, wir untersuchen, korrelieren, vergleichen können.

Wenn es um die Nachhaltigkeit von Effekten geht – und die streben wir natürlich an – fehlen in der Routinepraxis meist Informationen, und wenn wir sie haben, sind sie zeitlich so weit von den Entscheidungen und Handlungen entfernt, welche dazu geführt haben, dass sie nur schwer mit diesen in Verbindung zu bringen sind. Es ist damit schwierig, aus reiner Erfahrung zu lernen (Caspar 2012). Die beste Chance haben wir, wenn wir mit einer klaren Fallkonzeption im Hintergrund den Prozess bei den Patient:innen, aber auch in uns, genau beobachten (Westhoff & Hofmann i. d. B.). Vor allem brauchen wir aber viel mehr Erfassung und Nutzung sog. »extrinsischen«, »künstlich erzeugten« Feedbacks, wie es bei Lutz, Deisenhofer & Rubel (i. d. B.) beschrieben wird.

Was, wenn unsere beschränkte Informationsverarbeitungskapazität doch an Grenzen stösst? Ein Teil der VertreterInnen des modularen Ansatzes setzt auf Machine Learning. Wir haben selber einen solchen Ansatz (Latent Semantic Analysis) früh genutzt (Caspar et al. 2004) und ich sehe noch viele ungenutzte Möglichkeiten, wenn es darum geht, grosse Datensätze auf Regelmässigkeiten zu untersuchen und daraus zu lernen. Diese Möglichkeiten sollten auch im Dienste des modularen Ansatzes genutzt werden (Westhoff & Hofmann i. d. B.). Machine Learning liefert aber nicht automatisch theoretische Konzepte und kann diese auch nicht ersetzen. Von einem Einsatz von Machine

Learning in der therapeutischen Alltagspraxis, in der Computer mit einer Unmenge von Informationen zum einzelnen Patienten gefüttert würde, sind wir wohl noch ein Stück weit entfernt. Eine systematische Erfahrung, was das bringen würde, steht m.W. noch aus.

Und: Menschen, die früher beim Autofahren mit der Beschreibung von Wegstrecken und Strassenkarten nicht schlecht zurechtkamen, sehen die dabei zugrunde liegenden Fähigkeiten verkümmern, wenn sie sich jahrelang ihrem GPS anvertraut haben. Wer würde bezweifeln, dass es äusserst nützlich ist, eine Anweisung zu haben, die auch gleich das aktuelle Verkehrsaufkommen berücksichtigt? Aber von Zeit zu Zeit führt ein GPS auch in die Irre oder hat keinen Empfang, und dann zahlen wir einen Preis für die Verkümmerung von Fähigkeiten, die wir mal hatten. Wie sieht das mit dem Einsatz von Technik, die uns einen Teil des Denkens abnimmt, in der Psychotherapie aus?

Herpertz & Schramm (i. d. B.) weisen verdienstvollerweise auf einige Herausforderungen hin, denen der modulare Ansatz gegenüberstehen wird:

- Eine lückenlose empirische Fundierung wird zumindest erstmal eine Utopie bleiben. Es sind immer noch Psychotherapie-Praktiker:innen, die Lücken nach bestem Wissen und Gewissen füllen müssen.
- Forschung wird insbesondere noch zum prädiktiven Wert von Patientenvariablen benötigt. Hier ist ein Problem, dass durch Responsiveness der Therapeut:innen, d.h. durch ein sich Anpassen an Merkmale der Patient:innen, Zusammenhänge zwischen Patientenvariablen und Outcome zerstört werden (Kramer & Stiles 2015).
- Die Validierung des modularen Ansatzes mit allen Facetten ist sehr viel komplizierter als RCTs. Hier verweisen die Autorinnen auf neue Designs. Von diesen ist zu hoffen, dass sie das Erreichen einer soliden und gleichzeitig differenzierten empirischen Fundierung realistischer machen.
- Die Kombinierbarkeit von Modulen und dabei die richtigen bzw. praktikablen Sequenzierungen sind noch kaum untersucht.

Dieses Buch leistet eine Einführung in den modularen Ansatz und gibt einen Zwischenbericht zu einer spannenden und praxisgerechten Weiterentwicklung von Psychotherapie. Schön ist, dass der Ansatz nicht als etwas präsentiert wird, auf dem man sich ausruhen kann, sondern als etwas, das schon viel leisten kann, aber andererseits auch in dynamischer Entwicklung ist.

Franz Caspar im August 2022

Literatur

Barlow, D. H., Ellard, K. K., Farchione, T. J., Sauer-Zavala, S., Latin, H. M., Bullis, J. R., Bentley, K. H., Boettcher, H. T. & Cassiello-Robbins, C. (2019). Transdiagnostische Behandlung emotionaler Störungen: Therapeutenmanual. Übersetzung und Herausgeber der deutschen Ausgabe: F. Caspar. Hogrefe.

Caspar, F. (2018). Studying Effects and Process in Psychotherapy for Personality Disorders. *Psychopathology,* 1–8.

Caspar, F. (2017). Professional expertise in psychotherapy. In L. G. Castonguay & C. E. Hill (Eds.), *How and why are some therapists better than others? Understanding therapist effects* (pp. 193–214). American Psychological Association.

Caspar, F. (2015). Psychotherapy research and neurobiology (2003): Challenge, chance, or enrichment? In M. Strauss, J. Barber & L. G. Castonguay (Eds.), *Visions in psychotherapy research and practice: Reflections from presidents of the Society for Psychotherapy Research.* (pp. 209–230). Routledge.

Caspar, F. (2012). Die Chance, durch Erfahrung ein guter Therapeut oder Forscher zu werden. In: J. Siegl, D. Schmelzer & H. Mackinger (Hrsg.), Horizonte der klinischen Psychologie und Psychotherapie (S. 37–41). Pabst Science Publishers

Caspar, F. (2009). Therapeutisches Handeln als individueller Konstruktionsprozess. In J. Margraf & S. Schneider (Hrsg.), *Lehrbuch der Verhaltenstherapie. Band 1* (S. 213–225). Springer.

Caspar, F. (2008). Motivorientierte Beziehungsgestaltung – Konzept, Voraussetzungen bei den Patienten und Auswirkungen auf Prozess und Ergebnisse. In M. Hermer & B. Röhrle (Hrsg.), *Handbuch der therapeutischen Beziehung. Band 1.* (S. 527–558). Deutsche Gesellschaft f. Verhaltenstherapie.

Caspar, F. (2006). Forschungsdesigns in der Psychotherapieforschung: Die Diskussion um Randomisierte Klinische Studien. In A. Brüggemann & R. Bromme (Hrsg.), *Entwicklung und Bewertung von anwendungsorientierter Grundlagenforschung in der Psychologie* (S. 38–46). Akademie-Verlag und DFG.

Caspar, F. (1999). »So, wie es im Lehrbuch steht, funktioniert es nicht!« Wie funktioniert es dann? *Psychotherapeut, 44,* 183–185.

Caspar, F. (1998). Beziehungen und Probleme verstehen. Eine Einführung in die Psychotherapeutische Plananalyse (4. Aufl. 2018). Verlag Hans Huber.

Caspar, F. (1997). What goes on in a psychotherapist's mind? *Psychotherapy Research, 7, 105–125.*

Caspar, F., Berger, T. & Hautle, I. (2004). The right view of your patient: A computer assisted, individualized module for psychotherapy training. *Psychotherapy: Theory, Research, Practice, Training, 41, 125–135.*

Caspar, F. & Grawe, K. (1992). Psychotherapie: Anwendung von Methoden oder ein heuristischer integrierender Produktionsprozess? *Report Psychologie, 7,* 10–22.

Caspar, F. & Grawe, K. (1989). Weg vom Methoden-Monismus in der Psychotherapie. *Bulletin der Schweizer Psychologen, 10*(3), 6–19.

Caspar, F., Herpertz, S. C. & Lieb, K. (2016). Was ist eine psychische Störung? In Herpertz, S. C., Caspar, F. & Lieb, K. (Hrsg.), Psychotherapie. Funktions- und störungsorientiertes Vorgehen (S. 3–26). Elsevier.

Caspar, F., Herpertz, S. C. & Mundt, Ch. (2008). Was ist eine psychische Störung? In S. Herpertz, F. Caspar & Ch. Mundt (Hrsg.), Störungsorientierte Psychotherapie (S. 3–32). München: Elsevier.

Caspar, F. & Jacobi, F. (2004). Psychotherapieforschung. In W. Hiller, E. Leibing, F. Leichsenring & S. K. D. Sulz (Hrsg.), Lehrbuch der Psychotherapie Band 1: Grundlagen (S. 395–410). CIP Medien.

Caspar, F., Silberschatz, G., Goldfried, M. & Watson, J. C. (2010). Similarities and Differences in Four Views of David. *Journal of Psychotherapy Integration, 20(1),* 101–110.

Castonguay, L. G. & Hill, C. E. (Eds.) (2017), *How and why are some therapists better than others? Understanding therapist effects.* American Psychological Association.
Grawe, K. (2002). Neuropsychotherapie. Hogrefe
Grawe, K. (1999). Gründe und Vorschläge für eine Allgemeine Psychotherapie. *Psychotherapeut, 44*(6), 350–359.
Grawe, K. (1989). Von der psychotherapeutischen Outcome-Forschung zur differentiellen Prozessanalyse. *Zeitschrift für Klinische Psychologie, 18*(1), 23–34.
Grawe, K. (1998). Psychologische Therapie. Hogrefe
Grawe, K. (1988a). Der Weg entsteht beim Gehen. Ein heuristisches Verständnis von Psychotherapie. Verhaltenstherapie und psychosoziale Praxis, 20, 39–49
Grawe, K. & Baltensperger, C. (1998). Figurationsanalyse. Ein Konzept und Computerprogramm für die Prozess- und Ergebnisevaluation in der Therapiepraxis. In A.-R. Laireiter & H. Vogel (Hrsg.), *Qualitätssicherung in der Psychotherapie und psychosozialen Versorgung. Ein Werkstattbuch* (S. 179–207). Deutsche Gesellschaft für Verhaltenstherapie.
Grawe, K. & Dziewas, H. (1978). Interaktionelle Verhaltenstherapie. Mitteilungen der DGVT, *Sonderheft 1 der Mitteilungen der DGVT,* 27–49.
Grawe, K., Donati, R. & Bernauer, R. (1994). Psychotherapie im Wandel von der Konfession zur Profession. Hogrefe.
Griesinger W (1845). Pathologie und Therapie der Psychischen Krankheiten. Knabbe.
Kanfer, F. H. & Phillips, J. S. (1970). *Learning Foundations of Behavior Therapy.* Wiley.
Kramer U., Kolly S., Berthoud L., Keller S., Preisig M., Caspar F. et al. (2014). Effects of motive-oriented therapeutic relationship in a ten-session general psychiatric treatment of Borderline Personality Disorder: a randomized controlled trial. *Psychotherapy and Psychosomatics 83*(3), 176–186, 2014.
Kramer, U. & Stiles, W. B. (2015). The Responsiveness Problem in Psychotherapy: A Review of Proposed Solutions. Clinical Psychology: Science and Practice, 22/3 (277–295)
Safran, J. D., Muran, J. C. & Eubanks-Carter, C. (2011). Repairing alliance ruptures. *Psychotherapy, 48*(1), 80–87.
Stiles, W. B., Honos-Webb, L. & Surko, M. (1998). Responsiveness in psychotherapy. *Clinical Psychology: Science and Practice, 5*(4), 439–458.
Strupp, H. H. (1973). *Psychotherapy: Clinical, research, and theoretical issues.* Jason Aronson.

SABINE C. HERPERTZ

1 Was ist Modulare Psychotherapie?

1.1 Bedarf: Wirksamkeitsplateau in der Psychotherapie-Forschung

Psychotherapieforschung hat das Ziel, dass möglichst vielen Menschen mit psychischen Erkrankungen eine qualitativ hochwertige, wirksame Behandlung angeboten werden kann. Beginnend in den 1990er Jahren konnte die Psychotherapie durch rigorose empirische Methodik in Wirksamkeitsstudien an Bedeutung gewinnen und distanzierte sich von einer psychotherapeutischen Praxis ohne Orientierung an Evidenzmaßstäben. Sie schuf Behandlungsstandards auf der Grundlage von Manualen für genau definierte Kontexte, nämliche spezifische Störungen. Schrittweise entwickelte sich eine steigende und inzwischen unüberschaubare Anzahl an Manualen für einzelne Störungen bzw. Diagnosen.

Inzwischen aber dominiert in der Psychotherapieforschung eine Stagnation in der Effektivität (Brakemeier & Herpertz 2019). Zwar konnten zahlreiche störungsspezifische, manualgeführte, evidenzbasierte Behandlungsprogramme im Vergleich zu Wartelistenpatient:innen und gewöhnlicher Betreuung (»treatment as usual«) Überlegenheit zeigen. Die neu entwickelten störungsspezifischen Programme übertrafen in ihrer Wirksamkeit allerdings häufig nicht die üblichen, herkömmlichen Behandlungen oder nur mit kleinen Effektstärken, wenn sie mit aktiven Kontrolltherapien verglichen wurden (Weisz et al. 2006; Wampold & Imel 2015). Es verblieben zudem bei den eingeschlossenen Patient:innen fast durchgängig mindestens ein Drittel, die sich als Non-Responder herausstellten und sogar zwei Drittel, die nicht zu einer Remission gelangten (Lambert 2017).

1.2 Grenzen störungsspezifischer Ansätze

Was sind die Grenzen störungsspezifischer Psychotherapiemanuale?

1. Wie es der Begriff sagt, richten sich störungsspezifische Psychotherapien auf die Behandlung einer umschriebenen Störung. Tatsächlich aber erfüllen 40–80 % der Patient:Innen die diagnostischen Kriterien für mehr als eine psychische Störung (Kessler

et al. 2005); das bedeutet, die Komplexität der Symptomatik und Problembereiche sowie die Komorbidität übersteigen die Zielsymptomatik der in den Protokollen störungsspezifischer, evidenzbasierter Studien geschilderten. Anweisungen zum Umgang mit Komorbiditäten werden in den Protokollen nicht gegeben, ebenso nicht zu Problemen, die die vorgeschlagene Behandlungssequenz beeinträchtigen, wie z.B. mangelnde Motivation und Compliance, Vermeidungsverhalten, Dissoziation oder Übererregung (Ng & Weisz 2016). Eine angesichts der Prävalenz besonders bedeutsame Subgruppe komorbider Patient:innen ist die mit einer Kindheitsgeschichte früher Traumatisierungen (Kessler et al. 2010; Struck et al. 2020), die jenseits spezifischer Diagnosen eine schlechtere Behandlungsprognose bei herkömmlichen, störungsspezifischen Behandlungsprogrammen zeigen (Nanni et al. 2012).

2. Über die verschiedenen störungsspezifischen Programme hinweg finden sich ähnliche Interventionen (Chorpita et al. 2009). Zwischen den Programmen unterscheidet sich oft mehr die Komposition von Therapieelementen, als dass grundsätzlich neue Strategien entwickelt werden. So werden beispielsweise Affektregulations-Skills nicht nur bei der Borderline-Persönlichkeitsstörung, sondern auch bei depressiven Störungen (Berking et al. 2019) und Suchterkrankungen (Wilks et al. 2018) erfolgreich eingesetzt, wie auch Achtsamkeitsübungen integraler Bestandteil verschiedener störungsspezifischer Programme sind (Zeifman et al. 2020). Dies erstaunt nicht, ist die psychopathologische Symptomatik nicht distinkt sondern die kognitiven, emotionalen, sozialen und behavioralen Faktoren diagnoseübergreifend oft ähnlich (Brown & Barlow 2009). Folgerichtig entwickelten sich transdiagnostische Therapieprogramme (Barlow et al. 2017; Beutel et al. 2019) und schließlich die Modulare Psychotherapie, wie im Weiteren ausgeführt wird.

3. Psychotherapieforschung ist ein ähnlich aufwendiger Prozess wie die Entwicklung von neuen Medikamenten, was den Fortschritt in der Behandlung allgemein und noch mehr in der Routineversorgung behindert. Von einer grundlegenden wissenschaftlichen Idee, über experimentelle Arbeiten, erste Proof-of-concept Studien zu neuen Therapieprogrammen, Wirksamkeitsstudien in der Frühphase und schließlich randomisierten kontrollierten Studien ist es ein langer, zeitaufwendiger, ressourcenintensiver und teurer Prozess.

4. Es werden störungsspezifische Behandlungen trotz nachgewiesener Wirksamkeit häufig nicht in die klinische Alltagspraxis überführt (Westen et al. 2004), treffen vielmehr auf Skepsis bei den in der Versorgung tätigen Psychotherapeuten, vor allem auf den Vorwurf der Nicht-Repräsentativität der in randomisiert-kontrollierten Studiendesigns untersuchten Patient:innen und Therapeut:innen, der Rigidität im Vorgehen und die Infragestellung der Übertragbarkeit auf Routinebedingungen (Strauß 2019). Auch können in der Versorgung tätige Psychotherapeut:innen nicht die wachsende Anzahl an störungsspezifischen Programmen erlernen. Kliniker:innen passen vielmehr ihr Vorgehen bereits an die individuellen Probleme und Bedürfnisse ihrer Patient:innen an und gehen hierbei gewöhnlich eklektizistisch vor. Schlussfolgernd gibt es einen Bedarf an breit einsetzbaren Interventionen, die den in der Routineversorgung tätigen Therapeuten ein flexibles, an den individuellen Problembereichen

und Bedarfen der Patient:innen orientiertes Vorgehen ermöglichen und an deren vorhandene Kompetenzen anknüpfen, allerdings ohne die für die Qualitätssicherung wichtige Evidenzbasierung aufzugeben (Chorpita et al. 2021).

MERKE Störungsspezifische Behandlungsprogramme haben folgende Beschränkungen:

- Sie geben keine Handlungsanweisungen zu komorbide vorliegenden Störungen oder prognostisch relevanten Problembereichen (z. B. mangelnde Motivation, Dissoziationsneigung, Vermeidung)
- Sie unterscheiden sich oft mehr in der Komposition als in der Art der Therapieelemente.
- Ihre Neuentwicklung ist ein langer, zeitaufwendiger, ressourcenintensiver und teurer Prozess.
- Sie treffen auf Skepsis und Widerstände in der Implementation in der Versorgung.

1.3 Prinzipien der Modularen Psychotherapie

1.3.1 Grundprinzipien der Modularen Psychotherapie

Die Modulare Psychotherapie beschreibt psychotherapeutische Programme, die sich aus eigenständigen funktionellen Einheiten (sog. Modulen) zusammensetzen, die untereinander vielfältig kombiniert werden können ohne diese für ihre eigene Wirkung zu benötigen (Chorpita et al. 2005a). Modularität bedeutet die Auftrennung komplexer Programme in einfache, unabhängig voneinander wirksame Teile.

Für jedes Modul muss das Behandlungsziel definiert sein und empirische Evidenz vorliegen, dass es die Veränderung erzielen kann, für die es vorgesehen ist. Zudem muss gesichert sein, dass die Komposition der Module zu einem wirksamen Ganzen führt, dass der Summe der Einzelteile überlegen ist (Chorpita et al. 2005b). Entsprechend ist neben der Formulierung von Behandlungselementen, sog. inhaltlichen Modulen, die Definition von Algorithmen bzw. koordinierenden Modulen in Form eines Flussdiagramms erforderlich, das die Sequenzierung der Module beschreibt wie auch die definierten Schnittstellen zwischen den Modulen, die Entscheidungen darüber erlauben, ob ein Modul anderen Modulen vorauslaufen oder nachfolgen muss oder mit anderen kombiniert oder an definierten Punkten des Behandlungsprozesses Eingang finden muss.

Modulare Psychotherapie entwickelt im »Baukastenprinzip« Kompositionen von Behandlungselementen (Herpertz et al. 2016). Die Auswahl der Module erfolgt dabei ergebnisorientiert auf unterschiedlichem Komplexitätsniveau, in jedem Fall aber evidenzbasiert. In der praktischen Arbeit von Psychotherapeuten erfolgt die Modulselektion gewöhnlich auf heuristischem Weg. Basierend auf der individuellen Fallkonzeption werden Module ausgewählt und flexibel unter sorgfältiger Beobachtung der Wirkung einzelner Module ausgetauscht bzw. ergänzt (Ng & Weisz 2016). Aktuelle Psychotherapieforschung zielt auf die Entwicklung von Regeln und Algorithmen, die theoriegeleitet, datenorientiert oder datenbasiert zur Selektion und Sequenzierung von Modulen entwickelt werden.

MERKE Grundprinzipien der Modularen Psychotherapie:

- Module sind eigenständige funktionelle Einheiten, die untereinander vielfältig kombiniert werden können ohne diese für ihre eigene Wirkung zu benötigen.
- Die Modulare Psychotherapie entwickelt im »Baukastenprinzip« Kompositionen von Behandlungselementen; dabei erfolgt die Auswahl der Module evidenzbasiert und ergebnisorientiert auf unterschiedlichem Komplexitätsniveau.
- Die Selektion und zukünftig auch die Sequenzierung von Modulen erfolgt anhand von Algorithmen bzw. Flussdiagrammen, die theoriegeleitet, datenorientiert oder datenbasiert entwickelt werden.

1.3.2 Anfänge der Modularen Psychotherapie

Einfache Modelle, die auch die Anfänge der Modularen Therapie charakterisieren (Weisz et al. 2012), stellen Module störungsbasiert anhand der typischen Merkmale einer Patient:innengruppe zusammen; sie zielen zunächst auf das primäre Problem und dann auf komorbide Störungen (→Abb. 1.1). So orientierte sich die berühmte MATCH-Studie (Weisz et al. 2012) an störungsbezogenen Modulen, die abhängig von der Komorbidität des individuellen Patienten (Depression, Angststörung, Störung des Sozialverhaltens bei Kindern und Jugendlichen) in Flussdiagrammen zusammengestellt wurden. Es können auch Interventionen nach Subgruppen von definierten Patientenmerkmalen stratifiziert werden, die darauf zurückgehen, dass die einschlägige Fachliteratur, z. B. in Form von Meta-Analysen, systematisch nach solchen randomisierten klinischen Studien über Prädiktoren des Ansprechens auf Psychotherapie durchsucht wird, die Informationen über das therapeutische Vorgehen liefern. Erste Ansätze eines solchen Vorgehens finden sich bereits bei (Norcross & Wampold 2011), die aus Meta-Analysen zu patientenbasierten Merkmalen schlossen, dass Reaktanz oder auch Copingstile sich zur Auswahl individueller Adaptionen im Therapieverlauf eignen. Auch Beutler und Kollegen (Beutler et al. 2018) berichteten aus einer Meta-analyse, dass Patient:innen mit hoher Reaktanz besser auf Behandlungen ansprechen, in denen Psychotherapeuten einen nicht-direktiven Behandlungsstil zeigen. Andere modulare Programme sehen Kernmodule vor, die alle Patient:innen erhalten und solche, die zusätzlich bei spezifischen Problemen oder Prädiktorvariablen in die Behand-

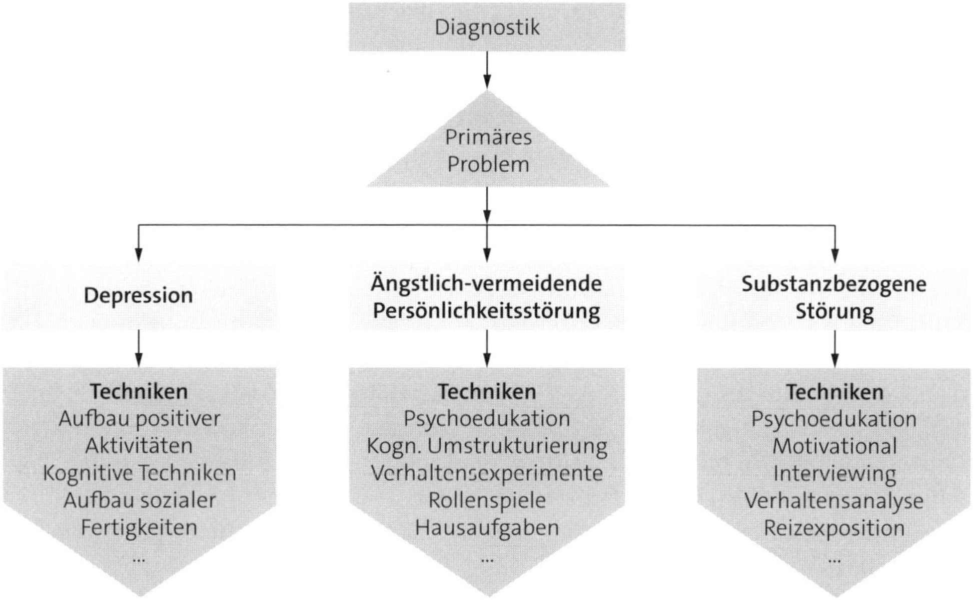

Abb. 1.1: Einfache Modelle, die auch die Anfänge der Modularen Therapie charakterisieren.

lung integriert werden, die für den Verlauf bzw. die Prognose der Behandlung von Bedeutung sind, wie die Erkrankungsdauer oder eine Vorgeschichte früher Traumata (Souery et al. 2007).

1.3.3 Weiterentwicklungen der Modularen Psychotherapie

Weiterentwicklungen der Modularen Psychotherapie erfordern eine umfassende Diagnostik (Evans et al. 2021). Dabei kann der diagnostische Prozess bis hin zu einem »deep phenotyping« unter Einbezug von Biomarkern reichen und eine detaillierte transdiagnostische Funktionsdiagnostik einbeziehen (Herpertz et al. 2016). Module zielen hier beispielsweise auf die Verbesserung einer gestörten Affekt- oder Selbstwertregulation, eine mangelnde Verhaltenskontrolle oder/und Mentalisierungsfähigkeit (Ludemann et al. 2021), ein abnormes Körperbild oder auf Einschränkungen in sozial-kognitiven oder anderen sozial-interaktiven Fähigkeiten. Solche transdiagnostischen Funktionseinschränkungen stellen eine Alternative zum Komorbiditätsprinzip dar, das das gleichzeitige Auftreten anscheinend unabhängiger Störungen beschreibt, anstatt auf ätiologisch häufig zusammenhängende zentrale maladaptive emotionale, kognitive und behaviorale Merkmale einzugehen (Barlow et al. 2016). Zeichnet sich z. B. eine Patientin, gleich ob sie die Kriterien einer Borderline-Persönlichkeitsstörung oder einer Depression erfüllt, durch eine bedeutsame Störung der Emotionsregulation aus, so wird diese zu einem primären Target und führt z. B. zur Auswahl eines speziell darauf zugeschnittenen Skillstrainings, wie es die Dialektisch-Behaviorale Therapie (DBT) anbietet. Es könnte als nächstes Target eine Hypervigilanz gegenüber negativen sozialen Reizen folgen, was z. B. die Wahl aufmerksamkeitszentrierter Techniken zur Folge hätte. Tatsächlich wird das ursprünglich für Patient:innen mit selbstschädigendem Verhalten bzw. mit Borderline-Persönlichkeitsstörung entwickelte DBT-Skillstraining inzwischen in der Anwendung auch für andere Patient:innengruppen empfohlen und mit anderen Therapieelementen modular kombiniert (z. B. Linehan & Wilks 2015).

Module, die auf die Veränderung von transdiagnostischen Funktionsdomänen zielen, dürften mit der Veränderung von assoziierten psychologischen und biobehavioralen Mechanismen verbunden sein. Ziel dieser Interventionen ist es, sich selbst aufrechterhaltende Pathomechanismen zu verändern sowie gezielte Veränderungsmechanismen anzusprechen. Hier wird die psychometrische Diagnostik optimalerweise ergänzt durch Verhaltensaufgaben, Experimente, Biomarker und die Erfassung neuronaler Antwortmuster. Die modernen Neurowissenschaften können dabei die psychologischen Prozesse identifizieren und verstehen helfen, die sich zur Beeinflussung durch psychotherapeutische Interventionen anbieten (Grawe 2004a). Hier ergeben sich für die Diagnostik hilfreiche Bezüge zum NIMH-Konzept der Research Domain Criteria (RDoC) (Cuthbert & Insel 2013), die biobehaviorale transdiagnostische Dimensionen beschreiben und spezifische Fragebögen, Aufgaben und Experimente zu deren Messung empfehlen (https://www.nimh.nih.gov/research/research-funded-by-nimh/rdoc).

FALLBEISPIEL

Ein modulares, Mechanismus-basiertes Vorgehen wurde von Herpertz und Mitarbeiter:innen für die Auswahl von Modulen in einer Mechanismus-basierten Anti-Aggressions-Psychotherapie; Mechanismus-basierte (MAAP) im Gruppensetting bei der Borderline-Persönlichkeitsstörung gewählt (Herpertz et al. 2020). Ausgehend von der Identifizierung zentraler psychologischer Mechanismen reaktiver Aggressivität wie attentionaler Bias gegenüber sozialer Bedrohung, Affektregulationsstöung, und mangelnde Mentalisierungsfähigkeit sowie deren neurobiologischen Korrelaten (z. B. präfronto-limbische Dyskonnektivität) wurden Behandlungselemente ausgesucht, z. B. Übungen zum Shift der Aufmerksamkeit auf Sicherheits- statt Bedrohungssignalen (Dandeneau & Baldwin 2004), Affektregulations-Skills aus der Dialektisch-Behavioralen Therapie (DBT; Linehan 1993) sowie Techniken der Mentalisierungsbasierten Therapie (MBT; Bateman & Fonagy 2004) mit dem Ziel, das automatische, schemaorientierte Mentalisieren durch kontrolliertes, reflektierendes Mentalisieren zu ersetzen (→ Abb. 1.2). Ob die identifizierten Mechanismen tatsächlich die Veränderungsmechanismen sind, bedarf weiterer Forschung; erste Hinweise, dass es sich tatsächlich um Veränderungsmechanismen handelt, ergeben sich durch den Nachweis, dass unter MAAP, nicht aber Supportiver Psychotherapie (Vergleichstherapie) eine Verbesserung der präfronto-limbischen Konnektivität (Neukel et al. 2021) zu beobachten war wie auch eine Abnahme des attentionalen Bias auf bedrohliche soziale Reize und Letztere auch tatsächlich klinische Besserung prädizieren konnte (Honecker et al. 2021).

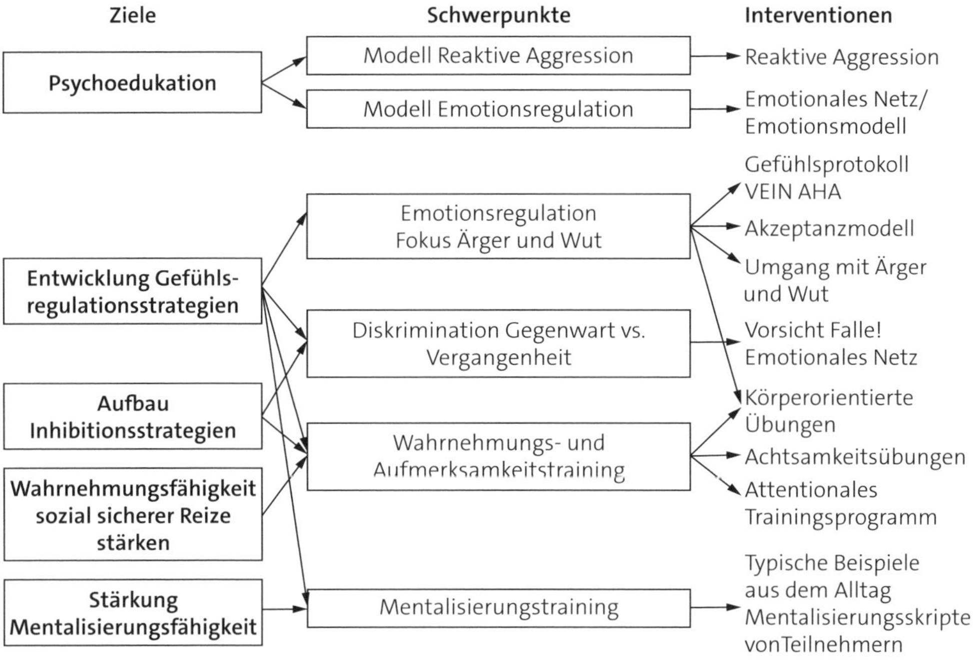

Abb. 1.2: Modulare, Mechanismus-basierte Anti-Aggressions-Psychotherapie in der Gruppe (MAAP).

Im Weiteren sind Dosis-Wirkungs-Relationen zu untersuchen sowie die zeitlichen Verläufe, sollten wirksame Veränderungsmechanismen vor der klinischen Verbesserung zu erwarten sein (Kazdin 2009) (→Kapitel 2).

1.3.4 Entscheidungsmatrizen

Zukünftige Hoffnungen richten sich auf Entscheidungsmatrizen bzw. Entscheidungsbäume, die ihre Quelle in Vorhersagemodellen haben, die sich statistischer Methoden des Data Mining bedienen. »Big-data«-Ansätze, die sich im Sinne einer Prädiktiven Psychotherapie Methoden aus der Artifiziellen Intelligenz (AI) bedienen (Aafjes-van Doorn et al. 2021), werden zukünftig Algorithmen für die individuelle Modulauswahl liefern können, die den Profilen von häufig zur Anwendung gekommenen Behandlungstechniken in erfolgreichen Psychotherapien in definierten Patientenpopulationen entstammen (Chorpita & Daleiden 2014) oder neue prädiktive Cluster identifizieren (Brakemeier & Herpertz 2019). Ein bereits in mehreren RCTs benutztes relativ einfaches Modell, der »Personalized Advantage Index«, vergleicht und gewichtet eine Vielzahl von Variablen mit dem Ziel einer optimalen Behandlung (Cohen & DeRubeis 2018; Van Bronswijk et al. 2021). Damit eignet sich Modulare Psychotherapie für die

Verwirklichung des Anspruchs auf eine personalisierte Behandlung, die immer feinere Assessments der Probleme der individuellen Patientin bzw. des individuellen Patienten bis hin zu »Ecological Momentary-Assessments« (EMA) und damit »real-world« Daten einbeziehen kann (Hayes et al. 2019). Hier können nahe an der Versorgungsrealität bei komplexem Behandlungsbedarf auch andere Berufsgruppen, z. B. Sozialarbeiter, im stationären Setting v. a. Fachtherapeuten, hinzugenommen werden, und damit ein multiprofessionelles Behandlungsprogramm realisiert werden oder auch pharmakologische Interventionen auf definierte Zielvariablen hin integriert werden.

Bis heute werden gewöhnlich Module verwandt, deren Auswahl a priori ohne die Möglichkeit der Adaptation an individuelle Behandlungsverläufe oder auch im Behandlungsprozess auftauchende äußere Ereignisse und neue Informationen festgelegt wird. Komplexere Entscheidungsbäume zur Modulauswahl beruhen nicht nur auf einer mehr oder weniger komplexen Sammlung von a priori festgestellten Patientenmerkmalen, sondern adaptieren an individuelle Behandlungsverläufe (Lei et al. 2012). Dies erfordert die kontinuierliche Aufzeichnung von günstigen und ungünstigen Patientenreaktionen in einem regelmäßigen Prozess-Monitoring, das anzeigt, welches Modul nicht von klinischer Besserung oder gar Verschlechterung gefolgt ist und deshalb aus dem Repertoire gelöscht werden sollte. Module können abhängig vom Ansprechen einmal oder mehrfach in Therapien eingebracht werden und neue Module hinzugenommen werden. In das Prozess-Monitoring können neben Stundenprotokollen auch mimische und linguistische Analysen bis hin zu Verläufen von Biomarkern (z. B. Herzratenvariabilität, Cortisol, Oxytocin) eingeschlossen werden. Therapeuten erhalten kontinuierlich Feedback über den Erfolg einzelner Interventionen und schließen daraus, welche Interventionen bei welchem Patienten zu welchem Zeitpunkt in der Behandlung zu wählen sind (de Jong et al. 2021; Schilling et al. 2021) (→ Kapitel 3). Technischer Fortschritt könnte zukünftig zu einer automatischen Kodierung der therapeutischen Passung von Interventionen verhelfen und damit zeitnahes Feedback in vivo ermöglichen (Chorpita et al. 2021).

1.4 Behandlungselemente

Modulare Psychotherapie entwickelt gewöhnlich keine neuen Behandlungselemente und Techniken sondern sondiert Bekanntes in Hinblick auf definierte Behandlungsziele. Dabei beziehen sich modulare Programme (→ Abb. 1.3) beispielsweise auf 1. Behandlungselemente, die zurückgehend auf die Allgemeine Psychotherapie auf die Beeinflussung allgemeiner therapeutischer Wirkfaktoren (Aufbau einer therapeutischen Beziehung, Problemaktualisierung, Ressourcenaktivierung, Problembewältigung, motivationale Klärung; Grawe 1999; Grawe 2004b) und Förderung von metakognitiven bzw. Mentalisierungs-Kompetenzen zielen; 2. Interventionen, die allgemeine prognostische Prädiktorvariablen betreffen wie Erhöhung von Motivation, bessere

Alltagsbewältigung und allgemeine soziale Kompetenz, im Weiteren Merkmale des psychosozialen Kontexts oder auch therapieschädigendes Verhalten bzw. Reaktanz; auch gehören hierzu Interventionen, die dazu verhelfen, soziale Unterstützung zu sichern bzw. vorhandene soziale Unterstützung wahrzunehmen (Beutler et al. 2000); 3. Interventionen, die auf die Veränderung maladaptiver Funktionsdomänen und mit ihnen assoziierten psychologischen und biologischen Pathomechanismen gerichtet sind (Herpertz et al. 2016; Schnell & Herpertz 2018); und schließlich 4. Interventionen, die validierten störungsspezifischen Programmen entstammen, die ihren Ursprung in unterschiedlichen Verfahren haben können. Hierzu zählen z. B. Aktivierung, verschiedene Formen von Expositionstechniken, antidissoziative Techniken, Arbeit an maladaptiven Schemata.

Modulares Behandlungsprogramm

Fokus auf allgemeine Wirkfaktoren:	**Interventionen zu allgemeinen Prädiktorvariablen:**	**Interventionen zu Funktionsdomänen und assoz. Mechanismen:**	**Störungsspezifische Interventionen:**
• Aufbau therapeutische Beziehung • Problemaktualisierung und -analyse • Ressourcenaktivierung • Motivationsklärung • Problembewältigung • Anregung Self-Monitoring • Anregung metakognitiver Kompetenzen	• Verbesserung von Motivation • Funktionseinschränkung im Alltag • Psychosoziale Faktoren • Soziale Unterstützung • Allg. soziale Kompetenz • Therapieschädigendes Verhalten, Reaktanz	• Affektregulation • Stress- und Arousalregulation • Verhaltenskontrolle • Selbstwertregulation • Soziale Kognition/ Mentalisierung • Kohärenz der Identität • Körperbildintegration	• Aktivierung • Angstexposition • Antidissoziative Strategien • Traumaexposition • Exposition mit Reaktionsverhinderung • Maladaptive Schemata

Abb. 1.3: Modulares Behandlungsprogramm.

Mit Blick auf Therapeutenvariablen kann bei der Modulauswahl auch ein kompetenzbasierter Ansatz gewählt werden (→ auch Kapitel 6). Beispielsweise können allgemeine und störungsspezifische Module unterschieden werden, die wiederum in solche differenziert werden, die auf Basiskompetenzen, und solche, die auf speziellen Kompetenzen beruhen (Bohus et al. 2012). Mit Basiskompetenzen sind grundlegende therapeutische Fähigkeiten gemeint, die unabhängig von spezifischen Techniken, den jeweils individuellen Patientenmerkmalen oder des jeweiligen Störungsbildes den psychotherapeutischen Prozess prägen. Hierzu gehören weitere, in allen Psychotherapien regelhaft zur Anwendung kommende Techniken des Motivationsaufbaus, der Problemaktualisierung und Ressourcennutzung, des Arbeitens auf kognitive-emotionaler Metaebene etc. (Herpertz et al. 2013). Die richtige Anwendung solcher Basiskompeten-

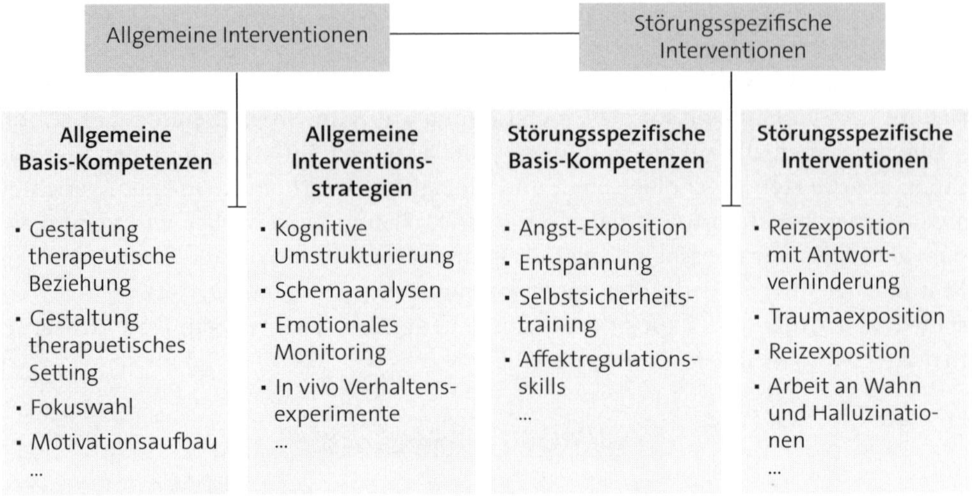

Abb. 1.4: Allgemeine und störungsspezifische Interventionen.

zen wirkt sich in hohem Maße auf die Qualität der therapeutischen Beziehung aus, die sich als wichtigster unspezifischer Wirkfaktor von Psychotherapien erwiesen hat (Gelso 2014). Das modulare System besteht im Weiteren aus allgemeinen, unspezifischen Interventionen, wie u. a. Techniken der kognitiven Umstrukturierung, des Problemlösetrainings, der Achtsamkeitsfokussierung, des Kontingenzmanagements oder auch der Klärung, Konfrontation und Deutung, die in vielen störungsspezifischen Manualen enthalten sind und damit diagnoseübergreifend Anwendung finden.

Die Entwicklung Modularer Therapien ist ein iterativer Prozess inkrementeller Verbesserung, der einzelne Module austauscht, einzelne neue Module entwickelt und neue Kompositionen aus bekannten Modulen kreiert. Dabei sollen Designs in Hinblick auf eine sparsame und gleichzeitig umfassende Verwendung von breit anwendbaren Behandlungselementen zusammengestellt werden, und dabei die Zufriedenheit der Anwender, sprich der Therapeut:innen, als auch der Patient:innen berücksichtigen. Fortschritt erfolgt auf dem Wege der Weiterentwicklung von Modulen, ihrer Zusammensetzung sowie von immer elaborierteren Entscheidungsalgorithmen zur Modulauswahl (Chorpita et al. 2005b). Eine auf individuellen Patientenmerkmalen basierende adaptive Zusammenstellung von psychotherapeutischen Techniken kommt dem Vorgehen von Psychotherapeuten im Behandlungsalltag näher als das störungsspezifische Vorgehen, das den präskriptiven Übertrag von Behandlungsmanualen aus randomisiert-kontrollierten Studien in den Alltag impliziert. Zu betonen ist allerdings, dass die Therapieentscheidungen in der Modularen Psychotherapie, wie dargestellt, empirisch begründet sind und das Ansprechen des individuellen Patienten hierauf kontinuierlich dokumentiert und im Hinblick auf das weitere therapeutische Vorgehen ausgewertet wird.

1.5 Datenlage

Modulare Protokolle entwickelten sich historisch in Abgrenzung zu integralen, störungsspezifischen Behandlungsdesigns, die als umfassende, nicht veränderbare Programme unter hoch-standardisierten Bedingungen entwickelt und getestet wurden. Solche integralen Programme begegneten zum einen der Kritik an »one-size-fits-all« Therapieprogrammen (wie auch die Therapieverfahren) und der Notwendigkeit eines adaptiven und personalisierten psychotherapeutischen Vorgehens (Steenkamp & Litz 2014) und warfen zum anderen die Frage auf, was die eigentlich wirksamen und notwendigen Behandlungselemente sind. Letzteres war der Ausgangspunkt von sog. »Dismantling«-Studien zur Messung der Wirksamkeit einzelner Behandlungselemente (Pompoli et al. 2018). Aus einer solchen Studie folgte beispielsweise die Erkenntnis, dass die Kombination von CBT und Skillstraining zur Verbesserung der Emotionsregulation CBT ohne Skillstraining überlegen ist (Berking et al. 2013). Allerdings waren solche »Dismantling«-Studien häufig unterpowert (Cuijpers et al. 2019). Als Vorläuferkonzepte zur Modularen Psychotherapie können auch solche betrachtet werden, die über verschiedene theoretische Fundierungen hinweg allgemeine Behandlungsrichtlinien in Abhängigkeit von Patientenmerkmalen formulierten (Norcross & Beutler 2000). Sie gewannen an Bedeutung im Zusammenhang mit der Forderung nach Wirksamkeit von Psychotherapie unter Versorgungsbedingungen (engl.: effectiveness) gegenüber der unter idealen Bedingungen (engl.: efficacy) und damit der Fähigkeit eines Protokolls, verallgemeinerbar und unter realen Versorgungsbedingungen durchführbar zu sein und damit dem Ziel einer besseren Versorgung breiter Bevölkerungsteile zu dienen.

Die Wirksamkeit der Modularen Psychotherapie ist empirisch erst ansatzweise untersucht. Allerdings sind entsprechende Untersuchungen auf dem Vormarsch. Die Modulare Psychotherapie nahm ihren Ausgangspunkt in der Behandlung von Kindern und Jugendlichen Anfang der 2000er Jahre (Chorpita et al. 2005b) und damit in einer Altersgruppe, in der die Komorbidität psychischer Störungen besonders hoch ist und in der Wechsel in der Symptomatik besonders häufig auftreten (Schmidt & Schimmelmann 2016). Erstmals große Aufmerksamkeit und empirische Unterstützung erfuhr der modulare Ansatz durch die MATCH-Studie (*Modular Approach to Therapy for Children*), die die Überlegenheit einer Modularen Psychotherapie für Kinder mit Angststörungen, Depression, Trauma und Störung des Sozialverhaltens bei hoher Komorbidität untereinander im Vergleich zur Standardtherapie und Regelversorgung nachweisen konnte (Weisz et al. 2012). Klinikärzte wurden nach dem Zufallsprinzip einer von drei Bedingungen für die Behandlung von Jugendlichen im Alter von sieben bis 13 Jahren zugewiesen. Die erste Bedingung bestand abhängig von den dominierenden Problemen in störungsspezifischer kognitiv-behavioraler Standardbehandlung entweder gegen Depressionen oder Ängste oder externalisierende Verhaltensprobleme, die zweite Bedingung bestand in modularer Behandlung, die sich identischer Techniken wie in der ersten Bedingung bediente und die dritte Bedingung in üblicher Betreuung. Beispielsweise war kognitive Umstrukturierung Bestandteil der Kognitiven Verhaltenstherapie bei Depression und des modularen MATCH-Protokolls, nicht aber des

Protokolls bei Angststörungen oder Störungen des Sozialverhaltens; andere Behandlungselemente, wie z. B. Kontingenzmanagement, wurden als Modul durchweg über alle Behandlungsindikationen eingesetzt. Es war eine hohe Flexibilität in der Sequenz der Anwendung möglich. Die Ergebnisse zeigten, dass die Effekte der modularen Behandlung, erhoben mit problembasierten Checklisten, signifikant steilere Verbesserungspfade aufwiesen, nicht nur im Vergleich mit Patientinnen mit üblicher Betreuung, sondern auch mit Standardbehandlung. Auch hatten die Jugendlichen, die eine modulare Behandlung erhielten, nach Behandlungsabschluss weniger Diagnosen als Jugendliche nach Standardbehandlung. Inzwischen konnte auch die Überlegenheit über die Regelversorgung, nicht aber über die Standardbehandlung zum Katamnesezeitpunkt nach zwei Jahren festgestellt werden (Chorpita et al. 2013). Interessanterweise wurde zudem nicht nur eine höhere Zufriedenheit auf Patienten-, sondern auch auf Therapeutenseite bei Verwendung einer Modularen Psychotherapie im Vergleich zum Standardverfahren und zur Regelversorgung im Child STEPs Randomized Effectiveness Trial (Weisz et al. 2012) festgestellt. Gute Ergebnisse wurden auch aus der modularen Behandlung von jugendlichen Patienten mit Autismus-Spektrumstörungen (Storch et al. 2013) sowie bei Erwachsenen mit Körperdysmorpher Störung (Wilhelm et al. 2014) berichtet. In letzterer Studie erhielten alle Patient:innen Expositionsübungen mit Reaktionsverhinderung und eine Wahrnehmungs(um)schulung mit anschließender Auswahl von bis zu vier optionalen add-on-Modulen, die auf bestimmte Symptome wie Zwangshandlungen, Störung der Stimmung etc. fokussierten (Wilhelm et al. 2014). Ein anderes Beispiel wird in diesem Buch von Schramm und Kollegen ausgeführt, bei dem nicht nur das Symptom Depressivität sondern auch Funktionsdomänen, die auf dem Wege der Selbstbeurteilung abgefragt werden, als Behandlungstargets ausgesucht wurden. Eine solche Vorgehensweise erlangt derzeit auch für die Behandlung von Patient:innen mit Persönlichkeitsstörungen Bedeutung: Erste Programme haben begonnen, Module zur Verbesserung von Funktionsdomänen einzuschließen, wie sie im Kriterium A des DSM-5 Alternativen Persönlichkeitsstörungsmodells (AMPD) oder in den Schweregraddiagnosen des ICD-11 operationalisiert sind und z. B. Affektregulations-Skills aus der Dialektisch-Behavioralen Therapie (DBT), soziales Kompetenztraining und kognitive Interventionen zur Neubewertung rigider maladaptiver Schemata bis hin zu schemafokussierten Interventionen enthalten (Bach & Bernstein 2019).

In den nächsten Jahren wird sich entscheiden, ob eine Modulare Psychotherapie, die auf die Veränderung von dimensional konzipierten Dysfunktionen und Problembereichen beruht und aufgrund eines flexiblen, adaptiven Vorgehens im Behandlungsverlauf dem Anspruch einer personalisierten Therapie standhält, einen tatsächlichen Paradigmenwechsel in der Psychotherapie bedeutet (Craske 2012).

1.6 Implementation

Die Implementation von Psychotherapie zielt auf eine qualitätsgesicherte Versorgung für eine größtmögliche Zahl an Menschen mit psychischen Erkrankungen. Dieses Ziel ist prioritäres Anliegen Modularer Psychotherapie vor dem Hintergrund, dass eine ausreichende Versorgung trotz seit mindestens 20 Jahren formulierter Forderung an die Politik bis heute nicht sichergestellt ist (Kazdin 2019). In diesem Zusammenhang ist auch eine Übersichtsarbeit erwähnenswert, die schlussfolgerte, dass mit dem Grad an Flexibilität und Adaption an eine konkrete Versorgungssituation die Wahrscheinlichkeit einer erfolgreichen Implementation einer Psychotherapie zunimmt (Durlak & DuPre 2008). Wie kann Modulare Psychotherapie den Zugang zur Versorgung erleichtern?

Der Wissenszuwachs betreffend Psychotherapie mit einer rasch gestiegenen Zahl an störungsspezifischen Programmen kann von den Leistungserbringern nicht mehr in die breite Anwendung gebracht werden. Manuale haben sich schneller vermehrt als die darin enthaltenen Prozeduren oder Techniken, Becker-Haimes et al. (2019) und Bernstein et al. (2015) konnten zeigen, dass ein empirisch abgeleiteter Mindestsatz von 18 Prozeduren erforderlich war, um die Bedarfe in einer gemeindepsychiatrischen Stichprobe zu maximieren. Das genau ist der Ansatz Modularer Psychotherapie: Sie konzentriert sich auf die Filterung der Behandlungselemente, die mit der höchsten Responsivität in Psychotherapien verbunden sind. Modulare Psychotherapie begegnet also dem Versorgungsproblem mit transdiagnostisch und damit für breite Patientengruppen anwendbaren Therapieprogrammen (Kazdin 2018), die mit Blick auf die Leistungserbringer Basiskompetenzen und mehr oder weniger spezifische Kompetenzen erfordern, die in der Weiterbildung erlernt und im beruflichen Alltag durch umschriebene Fortbildungen ergänzt werden. Fortbildung in Modularer Psychotherapie konzentriert sich auf eine wachsende Bibliothek von beherrschbaren Prozeduren, die dem einzelnen Psychotherapeuten /der einzelnen Psychotherapeutin und auch anderen Leistungserbringern zur Verfügung stehen (Chorpita et al. 2021). Fortbildung erfolgt anhand der benötigten Skills, die im beruflichen Alltag als notwendig erlebt werden und durch ihren direkten Einsatz im Berufsalltag gefestigt werden.

1.7 Literatur

Aafjes-van Doorn, K., Kamsteeg, C., Bate, J., Aafjes, M. (2021). A scoping review of machine learning in psychotherapy research. *Psychotherapy research : journal of the Society for Psychotherapy Research, 31*(1), 92–116.

Bach, B., Bernstein, D. P. (2019). Schema therapy conceptualization of personality functioning and traits in ICD-11 and DSM-5. *Current opinion in psychiatry, 32*(1), 38–49.

Barlow, D. H., Allen, L. B., Choate, M. L. (2016). Toward a unified treatment for emotional disorders –republished article. *Behavior therapy, 47*(6), 838–853.

Barlow, D. H., Farchione, T. J., Bullis, J. R., Gallagher, M. W., Murray-Latin, H., Sauer-Zavala, S., ... Boswell, J. F. (2017). The unified protocol for transdiagnostic treatment of emotional disorders compared with diagnosis-specific protocols for anxiety disorders: A randomized clinical trial. *JAMA psychiatry, 74*(9), 875–884.
Bateman, A. W.,Fonagy, P. (2004). Mentalization-based treatment of BPD. *Journal of personality disorders, 18*(1), 36–51.
Becker-Haimes, E. M., Williams, N. J., Okamura, K. H.,Beidas, R. S. (2019). Interactions between clinician and organizational characteristics to predict cognitive-behavioral and psychodynamic therapy use. *Administration and Policy in Mental Health and Mental Health Services Research, 46*(6), 701–712.
Berking, M., Ebert, D., Cuijpers, P., Hofmann, S. G. (2013) Emotion regulation skills training enhances the efficacy of inpatient cognitive behavioral therapy for major depressive disorder: a randomized controlled trial. *Psychotherapy and psychosomatics, 82*(4), 234–245.
Berking, M., Eichler, E., Luhmann, M., Diedrich, A., Hiller, W., Rief, W. (2019). Affect regulation training reduces symptom severity in depression – A randomized controlled trial. *PloS one, 14*(8), e0220436.
Bernstein, A., Chorpita, B. F., Daleiden, E. L., Ebesutani, C. K., Rosenblatt, A. (2015). Building an evidence-informed service array: Considering evidence-based programs as well as their practice elements. *Journal of consulting and clinical psychology, 83*(6), 1085.
Beutel, M. E., Greenberg, L., Lane, R. D.,Subic-Wrana, C. (2019). Treating anxiety disorders by emotion-focused psychodynamic psychotherapy (EFPP) — An integrative, transdiagnostic approach. *Clinical psychology & psychotherapy, 26*(1), 1–13.
Beutler, L., Clarkin, J., Bongar, B. (2000). Guidelines for the systematic treatment of the depressed patient.
Beutler, L. E., Kimpara, S., Edwards, C. J., Miller, K. D. (2018). Fitting psychotherapy to patient coping style: A meta-analysis. *Journal of clinical psychology, 74*(11), 1980–1995.
Bohus, M., Herpertz, S., Falkai, P. (2012). Modulare Psychotherapie – Rationale und Grundprinzipien. *Die Psychiatrie, 9*(02), 89–97.
Brakemeier, E. L., Herpertz, S. C. (2019). [Innovative psychotherapy research: towards an evidence-based and process-based individualized and modular psychotherapy]. *Der Nervenarzt, 90*(11), 1125–1134.
Brown, T. A., Barlow, D. H. (2009). A proposal for a dimensional classification system based on the shared features of the DSM-IV anxiety and mood disorders: implications for assessment and treatment. *Psychological assessment, 21*(3), 256.
Chorpita, B. F., Daleiden, E. L. (2009). Mapping evidence-based treatments for children and adolescents: application of the distillation and matching model to 615 treatments from 322 randomized trials. *Journal of consulting and clinical psychology, 77*(3), 566.
Chorpita, B. F., Daleiden, E. L. (2014). Structuring the collaboration of science and service in pursuit of a shared vision. Journal of clinical child and adolescent psychology: the official journal for the Society of Clinical Child and Adolescent Psychology, American Psychological Association, Division 53, 43(2), 323–338.
Chorpita, B. F., Daleiden, E. L., Vera, J. D., Guan, K. (2021). Creating a prepared mental health workforce: comparative illustrations of implementation strategies. *Evidence-based mental health, 24*(1), 5–10.
Chorpita, B. F., Daleiden, E. L., Weisz, J. R. (2005a). Identifying and selecting the common elements of evidence based interventions: A distillation and matching model. *Mental health services research, 7*(1), 5–20.
Chorpita, B. F., Daleiden, E. L., Weisz, J. R. (2005b). Modularity in the design and application of therapeutic interventions. *Applied and Preventive Psychology, 11*(3), 141–156.
Chorpita, B. F., Weisz, J. R., Daleiden, E. L., Schoenwald, S. K., Palinkas, L. A., Miranda, J., Borntrager, C. F. (2013). Long-term outcomes for the Child STEPs randomized effectiveness trial:

a comparison of modular and standard treatment designs with usual care. *Journal of consulting and clinical psychology, 81*(6), 999.

Cohen, Z. D., DeRubeis, R. J. (2018). Treatment selection in depression. *Annual review of clinical psychology, 14*, 209–236.

Craske, M. G. (2012). The R-DoC initiative: Science and practice. *Depression and anxiety, 29*(4), 253–256.

Cuijpers, P., Cristea, I. A., Karyotaki, E., Reijnders, M., Hollon, S. D. (2019). Component studies of psychological treatments of adult depression: A systematic review and meta-analysis. *Psychotherapy research : journal of the Society for Psychotherapy Research, 29*(1), 15–29.

Cuthbert, B. N., Insel, T. R. (2013). Toward the future of psychiatric diagnosis: the seven pillars of RDoC. *BMC medicine, 11*(1), 1–8.

Dandeneau, S. D., Baldwin, M. W. (2004). The inhibition of socially rejecting information among people with high versus low self-esteem: The role of attentional bias and the effects of bias reduction training. *Journal of Social and Clinical Psychology, 23*(4), 584–603.

de Jong, K., Conijn, J. M., Gallagher, R. A., Reshetnikova, A. S., Heij, M., Lutz, M. C. (2021). Using progress feedback to improve outcomes and reduce drop-out, treatment duration, and deterioration: A multilevel meta-analysis. *Clinical psychology review, 85*, 102002.

Durlak, J. A., DuPre, E. P. (2008). Implementation matters: A review of research on the influence of implementation on program outcomes and the factors affecting implementation. *American journal of community psychology, 41*(3), 327–350.

Evans, S. C., Wei, M. A., Harmon, S. L., Weisz, J. R. (2021). Modular psychotherapy outcomes for youth with different latent profiles of irritability and emotion dysregulation. *Frontiers in Psychiatry, 12*, 446.

Gelso, C. (2014). A tripartite model of the therapeutic relationship: theory, research, and practice. *Psychotherapy research : journal of the Society for Psychotherapy Research, 24*(2), 117–131.

Grawe, K. (1999). Gründe und Vorschläge für eine allgemeine Psychotherapie. *Psychotherapeut, 44*(6), 350–359.

Grawe, K. (2004a). *Neuropsychotherapie*: Hogrefe Verlag.

Grawe, K. (2004b). *Psychological therapy*: Hogrefe Publishing.

Hayes, S. C., Hofmann, S. G., Stanton, C. E., Carpenter, J. K., Sanford, B. T., Curtiss, J. E., Ciarrochi, J. (2019). The role of the individual in the coming era of process-based therapy. *Behaviour research and therapy, 117*, 40–53.

Herpertz, S., Caspar, F., Lieb, K. (2016). Psychotherapie. Funktions-und störungsorientiertes Vorgehen: Elsevier.

Herpertz, S. C., Matzke, B., Hillmann, K., Neukel, C., Mancke, F., Jaentsch, B., Dempfle, A. (2020). A mechanism-based group-psychotherapy approach to aggressive behaviour in borderline personality disorder: findings from a cluster-randomised controlled trial. *BJPsych Open, 7*(1), e17.

Herpertz, S. C., Schnell, K., Falkai, P. (2013). Psychotherapie in der Psychiatrie: störungsorientiertes Basiswissen für die Praxis: Verlag W. Kohlhammer.

Honecker, H., Bertsch, K., Spiess, K., Krauch, M., Kleindienst, N., Herpertz, S. C., Neukel, C. (2021). Impact of a Mechanism-Based Anti-Aggression Psychotherapy on Behavioral Mechanisms of Aggression in Patients With Borderline Personality Disorder. *Front Psychiatry, 12*, 689267.

Kazdin, A. E. (2009). Understanding how and why psychotherapy leads to change. *Psychotherapy research: journal of the Society for Psychotherapy Research, 19*(4–5), 418–428.

Kazdin, A. E. (2018). Implementation and evaluation of treatments for children and adolescents with conduct problems: Findings, challenges, and future directions. *Psychotherapy research: journal of the Society for Psychotherapy Research, 28*(1), 3–17.

Kazdin, A. E. (2019). Annual Research Review: Expanding mental health services through novel models of intervention delivery. *Journal of child psychology and psychiatry, and allied disciplines, 60*(4), 455–472.

Kessler, R. C., Chiu, W. T., Demler, O., Merikangas, K. R., Walters, E. E. (2005). Prevalence, severity, and comorbidity of 12-month DSM-IV disorders in the National Comorbidity Survey Replication. *Archives of general psychiatry, 62*(6), 617–627.

Kessler, R. C., McLaughlin, K. A., Green, J. G., Gruber, M. J., Sampson, N. A., Zaslavsky, A. M., Angermeyer, M. (2010). Childhood adversities and adult psychopathology in the WHO World Mental Health Surveys. *The British journal of psychiatry, 197*(5), 378–385.

Lambert, M. J. (2017). Maximizing psychotherapy outcome beyond evidence-based medicine. *Psychotherapy and psychosomatics, 86*(2), 80–89.

Lei, H., Nahum-Shani, I., Lynch, K., Oslin, D., Murphy, S. A. (2012). A« SMART« design for building individualized treatment sequences. *Annual review of clinical psychology, 8*, 21–48.

Linehan, M. M. (1993). Skills training manual for treating borderline personality disorder: Guilford press.

Linehan, M. M., Wilks, C. R. (2015). The course and evolution of dialectical behavior therapy. *American journal of psychotherapy, 69*(2), 97–110.

Ludemann, J., Rabung, S., Andreas, S. (2021). Systematic Review on Mentalization as Key Factor in Psychotherapy. *International journal of environmental research and public health, 18*(17).

Nanni, V., Uher, R., Danese, A. (2012). Childhood maltreatment predicts unfavorable course of illness and treatment outcome in depression: a meta-analysis. *Am. J. Psychiatry, 169*(2), 141–151.

Neukel, C., Bertsch, K., Wenigmann, M., Spiess, K., Krauch, M., Steinmann, S., Herpertz, S. C. (2021). A Mechanism-Based Approach to Anti-Aggression Psychotherapy in Borderline Personality Disorder: Group Treatment Affects Amygdala Activation and Connectivity. *Brain Sci, 11*(12).

Ng, M. Y., Weisz, J. R. (2016). Annual research review: Building a science of personalized intervention for youth mental health. *Journal of Child Psychology and Psychiatry, 57*(3), 216–236.

Norcross, J. C., Beutler, L. E. (2000). A prescriptive eclectic approach to psychotherapy training. *J. Psychother. Integr., 10*(3), 247–261.

Norcross, J. C., Wampold, B. E. (2011). What works for whom: Tailoring psychotherapy to the person. *Journal of clinical psychology, 67*(2), 127–132.

Pompoli, A., Furukawa, T. A., Efthimiou, O., Imai, H., Tajika, A., Salanti, G. (2018). Dismantling cognitive-behaviour therapy for panic disorder: a systematic review and component network meta-analysis. *Psychological medicine, 48*(12), 1945–1953.

Schilling, V. N., Zimmermann, D., Rubel, J. A., Boyle, K. S., Lutz, W. (2021). Why do patients go off track? Examining potential influencing factors for being at risk of psychotherapy treatment failure. *Quality of Life Research, 30*(11), 3287–3298.

Schmidt, S. J., Schimmelmann, B. G. (2016). Modulare Psychotherapie im Kindes-und Jugendalter. *Zeitschrift für Kinder-und Jugendpsychiatrie und Psychotherapie.*

Schnell, K., Herpertz, S. C. (2018). Emotion regulation and social cognition as functional targets of mechanism-based psychotherapy in major depression with comorbid personality pathology. *Journal of personality disorders, 32*(Supplement), 12–35.

Souery, D., Oswald, P., Massat, I., Bailer, U., Bollen, J., Demyttenaere, K., Serretti, A. (2007). Clinical factors associated with treatment resistance in major depressive disorder: results from a European multicenter study. *The Journal of clinical psychiatry, 68*(7), 2761.

Steenkamp, M. M., Litz, B. T. (2014). One-size-fits-all approach to PTSD in the VA not supported by the evidence.

Storch, E. A., Arnold, E. B., Lewin, A. B., Nadeau, J. M., Jones, A. M., De Nadai, A. S., Murphy, T. K. (2013). The effect of cognitive-behavioral therapy versus treatment as usual for anxiety in children with autism spectrum disorders: A randomized, controlled trial. *Journal of the American Academy of Child & Adolescent Psychiatry, 52*(2), 132–142. e132.

Strauß, B. (2019). Innovative Psychotherapieforschung – Wo stehen wir und wo wollen wir hin. *Psychotherapeutenjournal, 18*(1), 4–10.

Struck, N., Krug, A., Yuksel, D., Stein, F., Schmitt, S., Meller, T., Brakemeier, E. L. (2020). Childhood maltreatment and adult mental disorders – the prevalence of different types of maltreatment and associations with age of onset and severity of symptoms. *Psychiatry research, 293*, 113398.

Van Bronswijk, S. C., Bruijniks, S. J., Lorenzo-Luaces, L., Derubeis, R. J., Lemmens, L. H., Peeters, F. P., Huibers, M. J. (2021). Cross-trial prediction in psychotherapy: External validation of the Personalized Advantage Index using machine learning in two Dutch randomized trials comparing CBT versus IPT for depression. *Psychotherapy Research, 31*(1), 78–91.

Wampold, B. E., Imel, Z. E. (2015). The great psychotherapy debate: The evidence for what makes psychotherapy work: Routledge.

Weisz, J. R., Chorpita, B. F., Palinkas, L. A., Schoenwald, S. K., Miranda, J., Bearman, S. K., Martin, J. (2012). Testing standard and modular designs for psychotherapy treating depression, anxiety, and conduct problems in youth: A randomized effectiveness trial. *Archives of general psychiatry, 69*(3), 274–282.

Weisz, J. R., Jensen-Doss, A., Hawley, K. M. (2006), Evidence-based youth psychotherapies versus usual clinical care: a meta-analysis of direct comparisons. *American Psychologist, 61*(7), 671.

Westen, D., Novotny, C. M., Thompson-Brenner, H. (2004). The empirical status of empirically supported psychotherapies: assumptions, findings, and reporting in controlled clinical trials. *Psychological bulletin, 130*(4), 631.

Wilhelm, S., Phillips, K. A., Didie, E., Buhlmann, U., Greenberg, J. L., Fama, J. M., Steketee, G. (2014). Modular cognitive-behavioral therapy for body dysmorphic disorder: a randomized controlled trial. *Behav Ther, 45*(3), 314–327.

Wilks, C. R., Lungu, A., Ang, S. Y., Matsumiya, B., Yin, Q., Linehan, M. M. (2018). A randomized controlled trial of an Internet delivered dialectical behavior therapy skills training for suicidal and heavy episodic drinkers. *Journal of affective disorders, 232*, 219–228.

Zeifman, R. J., Boritz, T., Barnhart, R., Labrish, C., McMain, S. F. (2020). The independent roles of mindfulness and distress tolerance in treatment outcomes in dialectical behavior therapy skills training. *Personality disorders, 11*(3), 181–190.

MARLON WESTHOFF, STEFAN G. HOFMANN

2 Veränderungsmechanismen und Möglichkeiten ihrer Erfassung

In den letzten fünf Jahrzehnten wurde die Interventionsforschung von einem Ansatz beherrscht, innerhalb dessen für die Behandlung psychischer Erkrankungen zunehmend störungsspezifische Therapiemanuale entwickelt wurden. In dessen Verlauf versuchten Forscher die Wirksamkeit der Psychotherapie zu verbessern, indem typischerweise die Wirksamkeit von diesen störungsspezifischen Therapieverfahren (z. B. der kognitiven Therapie nach Beck), für die Behandlung bestimmter Störungen (z. B. der schwergradigen depressiven Störung oder der generalisierten Angststörung) evaluiert wurde. Therapieverfahren, wie beispielsweise die Akzeptanz- und Commitment-Therapie (ACT) der »dritten Welle«, und Therapien der »zweiten Welle«, wie die kognitive Verhaltenstherapie (KVT), wurden wettstreitartig einander gegenübergestellt, um zu ermitteln, welches zur Behandlung einer bestimmten Störung am besten geeignet ist (Arch et al. 2012; Forman et al. 2012a, b). Der Erkenntnisgewinn war jedoch gering – ein klarer »Gewinner« war nicht feststellbar (Cuijpers et al. 2020). Therapiemanuale sind komplex und zielen oft auf viele verschiedene Prozesse ab, die sich bei verschiedenen Menschen unterschiedlich auswirken können oder für einige hilfreicher sind als für andere. Veränderungsprozesse können sich sogar in vergleichenden Studien überschneiden, was die Vergleiche der Therapiemanuale erschwert (z. B. Wolitzky-Taylor et al. 2012). Interventionen werden nicht nachweislich besser und die Wirkung von Psychotherapie scheint darüber hinaus sogar abzunehmen (Johnsen & Friborg 2015; Jones et al. 2019; Weisz et al. 2019) oder gleichzubleiben (Ljótsson et al. 2017). In der Zwischenzeit ist die Prävalenz psychischer Gesundheitsprobleme hoch geblieben (Richter et al. 2019). In einem Jahr könnte bei 20 % der Bevölkerung eine Angststörung, bei 10 % eine Depression und bei 10 % eine Alkoholabhängigkeit diagnostiziert werden (Moffitt et al. 2010).

2.1 Konzentration auf Veränderungsmechanismen

Seit einigen Jahren scheint sich der Fokus in der Interventionsforschung zu verlagern. Um weitere Erkenntnisse über die Wirksamkeit von Psychotherapie zu erlangen, versuchen Forschende zunehmend herauszufinden, welche Mechanismen oder Prozesse

Funktionsstörungen unterliegen sowie zentral für Therapieerfolg sind – ein Ansatz, welcher in der Modularen Psychotherapie Anwendung findet. Die Frage ist also nicht, *ob* Therapie wirkt, sondern *wie* und *warum* Veränderungen in der Therapie auftreten. Prozessstudien führen also nicht primär zu Erkenntnissen darüber, welche Behandlung eingesetzt werden sollte, sondern darüber, welche Prozesse zur Verbesserung der Psychotherapie führen. Nach Orlinsky et al. (2004) sind *Prozesse* primär Handlungen, Erfahrungen und Beziehungen von Patient:innen und Therapeut:innen im therapeutischen Setting. Crits-Christoph et al. (2013) schließen zudem Veränderungen ein, die im Verlauf der Therapie auftreten und in einem kausalen Zusammenhang mit Behandlungsergebnissen stehen, welche Doss (2004) jedoch wiederum als *Veränderungsmechanismen* definiert – eine Begriffsverwirrung, welche wir im Verlauf aufklären werden.

2.1.1 Prozesse, Mediatoren und Moderatoren der Behandlung

Wenn wir Prozesse zur Richtschnur für unser therapeutisches Verhalten machen wollen, müssen wir unsere Prozesse messen und sicherstellen, dass sie die Ergebnisse vermitteln (Hofmann et al. 2020). In bisherigen Ansätzen wurden Veränderungsmechanismen und -prozesse häufig durch Mediationsanalysen untersucht. Baron und Kenny (1986) legten den Grundstein für Mediations- und Moderationsanalysen. Sie definierten einen Mediator als den Mechanismus, durch den die unabhängige Variable die abhängige Variable von Interesse beeinflusst, und einen Moderator als Variable, die die Richtung sowie Stärke der Beziehung beeinflusst. So wird beispielsweise angenommen, dass kognitive Therapie dysfunktionales Denken (der »Mediator«) reduziert und dass eine Reduzierung des dysfunktionalen Denkens wiederum zu einer Verringerung der Depression führt (das »Ergebnis«). Die Stärke der Beziehung zwischen Therapie, Mediator und Ergebnis kann jedoch davon abhängen, inwieweit die Patient:innen das in der Therapie Gelernte anwenden oder Hausaufgaben ausführen (der »Moderator«). Je mehr Patient:innen Hausaufgaben machen, desto stärker ist die Verbindung zwischen Therapie und positiven Ergebnissen (Kazantzis et al. 2016). Von einer vollständigen Mediation wird ausgegangen, wenn die Beziehung zwischen zwei Variablen A und C verschwindet, wenn für den Mediator B kontrolliert wird (Baron & Kenny 1986). Moderierte Mediation liegt vor, wenn der Moderator die Beziehung zwischen Intervention und Mediation und/oder Mediator und Ergebnis (Preacher et al. 2007) beeinflusst. Beispielsweise könnte eine Intervention einen Mediator wie dysfunktionales Denken nur bei denjenigen beeinflussen, die ihre Hausaufgaben machen oder positive Auswirkungen des Mediators auf das Ergebnis nur bei z. B. Personen mit schweren Depressionen auftreten.

2.1.2 Veränderungsmechanismen in der Interventionsforschung

Die meisten Studien zu Veränderungsmechanismen haben sich auf allgemeine Wirkfaktoren, wie beispielsweise die Beziehung zwischen Patient:innen und Therapeut:innen, fokussiert. Das Konstrukt der therapeutischen Beziehung ist einer der zentralsten Veränderungsmechanismen in der Forschung und gleichzeitig umstritten. Gelegentlich wird angenommen, dass sie als Moderator die Stärke der Verbindung zwischen Intervention und Ergebnis verbessert (Spielmans & Flückiger 2018). Andererseits wird argumentiert, dass sie der entscheidende Vermittler für therapeutische Veränderungen ist und alle Interventionen in Abhängigkeit der therapeutischen Beziehung Wirkung entfalten (Budd & Hughes 2009). Häufig wurden Ergebnisse der Therapie als Veränderungen vom Ausgangswert der Therapie bis zum Abschluss angesehen. Die therapeutische Beziehung, welche zu einem beliebigen Zeitpunkt während der Therapie erfasst wurde, wurde im nächsten Schritt mit den Veränderungen der Symptomatik in Zusammenhang gesetzt.

Neben einer Fokussierung auf allgemeine Wirkfaktoren wurden zentrale Veränderungsmechanismen untersucht, die die Anwendung spezifischer Psychotherapien leiten. In der Literatur finden sich bereits zahlreiche weitere Studien, welche relevante Veränderungsmechanismen in der Therapie untersucht haben. So fanden Powers et al. (2004) heraus, dass die »Angst vor der Angst« als kognitive Variable bei Patient:innen mit Panikstörung und Agoraphobie positiv mit Erfolgen bei der expositionsbasierten Therapie zusammenhängt. Vögele et al. (2010) fanden heraus, dass bei agora- sowie sozialphobischen Patient:innen eine Veränderung von Kognitionen über Kontrollverlust mit einer Veränderung des Leidens zusammenhängt. Weitere Studien untermauern beispielsweise die besondere Rolle von kognitiven Strukturen bei depressiven Patient:innen (z. B. Dozois et al. 2009), Zusammenhänge zwischen Bewältigungsfähigkeiten und Depressions- sowie Angstsymptomen (z. B. Barber & DeRubeis 2001) oder auch die Relevanz des Erwerbs von »Skills« in der Therapie von Alkohol- bzw. Substanzmissbrauch (z. B. Chaney et al. 1978).

Der Fokus in der Interventionsforschung ging also zunehmend hin zu relevanten Veränderungen von Patient:innen im Laufe der Psychotherapie, die vermeintlich kausal im Zusammenhang mit Behandlungsergebnissen stehen – den Veränderungsmechanismen. Der Fokus auf Veränderungsmechanismen, welche für das Individuum relevant sind, befindet sich in Einklang mit der Modularen Psychotherapie, welche Zusammensetzungen von Interventionen auf Basis einer individuellen Fallkonzeption entwickelt. Ziel ist auch hier die Veränderung von pathologischen Mechanismen sowie Implementierung funktionaler Veränderungsmechanismen (Herpertz 2017). Der zunehmende Fokus auf Veränderungsmechanismen ist ein guter und notwendiger Schritt, der jedoch weiter optimiert werden muss und noch zu kurz greift. Dies liegt zum einen an den Limitierungen von Mediationsanalysen sowie einer fälschlichen Annahme von latenten Krankheiten, wie wir im Folgenden erörtern werden.

2.1.3 Der komplexe Zusammenhang zwischen Intervention und Ergebnis

Der traditionelle Mediationsansatz, bei dem ein Mediator einige wenige Male gemessen wird und eine unidirektionale Beziehung zwischen Mediator und abhängiger Variable modelliert wird, weist mehrere Einschränkungen auf (Hofmann et al. 2020). Er geht davon aus, dass durchschnittliche Effekte auf Individuen zutreffen. Neuere Forschungen stellen diese Annahme jedoch in Frage. So kann beispielsweise ein höheres Maß an Vermeidung bei einigen Personen zu einer Verringerung, bei anderen jedoch zu einem Anstieg des negativen Affekts führen (Brockman et al. 2017; Fisher 2015). Durchschnittliche Interventionseffekte verschleiern darüber hinaus eine ungleichmäßige Verteilung der Wirkung auf Personen. Ebenso sollten Netto-Null-Effekte, also das gleichzeitige Auftreten von positiven und negativen Effekten, berücksichtigt werden. Traditionelle Mediationsmodelle gehen weiterhin davon aus, dass die Wirkung des Veränderungsprozesses auf das Ergebnis über die Zeit stabil ist. Die Forschung legt jedoch nahe, dass Veränderungsprozesse in verschiedenen Phasen der Therapie unterschiedlich wichtig sein können (Gryczkowski et al. 2013). Traditionelle Mediationsanalysen gehen häufig von einfachen Beziehungen zwischen Mediator und Ergebnis aus, Ergebnis und Mediator können jedoch auch bidirektional miteinander verbunden sein (Gloster et al. 2014). Darüber hinaus können sich Veränderungsprozesse gegenseitig beeinflussen, und die Richtung des Einflusses kann innerhalb des Individuums unterschiedlich sein (Fisher et al. 2019). Ebenso betrachten traditionelle Mediationsanalysen nur eine zu geringe Anzahl an Variablen. Schließlich verstößt der traditionelle Ansatz gegen das ergodische Theorem, wonach das Verhalten einzelner Elemente eines Kollektivs nur dann mit dem Verhalten des Kollektivs übereinstimmt, wenn die einzelnen Elemente identisch und unveränderlich sind. Lebende Systeme sind jedoch nicht ergodisch. Zudem ist es mathematisch nicht plausibel, davon auszugehen, dass traditionelle Vermittlungsanalysen jeglicher Art auf Individuen innerhalb der untersuchten Kollektive anwendbar sind (Molenaar 2008). All diese Annahmen und Probleme werden nur selten genannt, sind aber in Mediatormodellen implizit enthalten. Wenngleich Mediation und Veränderungsprozesse im Rahmen einer Behandlung also Ähnlichkeiten besitzen, sind sie nicht gleichbedeutend (Hofmann et al. 2020).

Problematisch ist weiterhin, dass einige Studien den Mediator lediglich zu einem bestimmten Zeitpunkt messen und daher nicht schlussfolgern können, dass die Veränderung des Mediators der wesentliche Faktor war. Andere Studien messen Mediation und Moderation zum gleichen Zeitpunkt und können daher nicht nachweisen, dass die Veränderung des Mediators vor der Veränderung des Ergebnisses eingetreten ist. Entsprechend der Studienlage erweisen sich Moderatoren weiterhin nicht als durchgängig wichtig, sondern stehen in starkem Zusammenhang zu Alter, Schweregrad der Symptomatik, Komorbidität und vielen weiteren Variablen (Walczac et al. 2018; Wolitzky-Taylor et al. 2012).

MERKE **Probleme des traditionellen Mediationsansatzes:**
- Therapiemechanismus ist auf eine/wenige Variable(n) zurückzuführen
- Variablen müssen in einem linearen Verhältnis zueinanderstehen
- Variablen stehen in einer unidirektionalen Beziehung
- Mediationsergebnisse aus Gruppen von Menschen sollen für das Individuum gelten

Klassische Mediationsanalysen und Methoden zur Identifikation von Mediatoren und Moderatoren sind angesichts der Limitierungen folglich höchstens ein erster Schritt für die Identifizierung und Erfassung von Veränderungsprozessen und nicht in der Lage, die Natur und Komplexität von Veränderungsprozessen zu erfassen. Daher ist es auch wenig überraschend, dass trotz der großen Zahl wirksamer psychologischer Behandlungen relativ wenig über die zugrunde liegenden therapeutischen Veränderungsprozesse bekannt ist (Hofmann et al. 2020).

2.1.4 Warum der Therapiemanual-Ansatz nicht progressiv ist

Ein weiteres großes Problem der bisherigen Interventionsforschung stellt der Therapiemanual-Ansatz dar. Dieser verbessert die allgemeine Wirksamkeit der Therapie nicht. Ein Kernproblem besteht darin, dass spezifische Diagnosen als Krankheiten mit bestimmten Therapiemanualen behandelt werden, obwohl Bestandteile dieser Manuale und Elemente der »Krankheit« nicht klar definiert sind. Weiterhin ist Psychotherapie keine Pille, die wir in einer exakten Dosis mit gleichen Inhaltsstoffen verabreichen können. Selbst bei identischen Diagnosen bzw. Therapieverfahren können angesprochene Prozesse aufgrund von Unterschieden in der Persönlichkeit und der klinischen Kompetenz der Therapeut:innen, dem sozialen Umfeld, den spezifischen Merkmalen der Patient:innen und einer unermesslichen Zahl anderer Variablen dramatisch variieren (Waller & Turner 2016). Es gibt kein einziges Manual, mit dem alle Menschen, bei denen eine Depression diagnostiziert wurde, wirksam behandelt werden können. Ebenso können sich vermeintlich ähnliche Therapien in ihren Prozessen grundlegend unterscheiden, wie beispielsweise die kognitive Therapie nach Beck, ACT und achtsamkeitsbasierte Stressreduktion, welche allesamt zur Familie der KVT gehören (Burns 2016). Umgekehrt können zwei vermeintlich unterschiedliche Therapien, wie z.B. Verhaltenstherapie und ACT, in einigen ihrer wichtigsten Veränderungsmechanismen tatsächlich ähnlich sein (Hayes et al. 1999). Durch die Etablierung von Therapiemanualen liegt der Fokus darüber hinaus weniger auf idiosynkratischen Prozessen sowie der therapeutischen Beziehung, sondern auf einem vermeintlich beruhigenden Etikett, das eine Standardisierung impliziert, obwohl es wahrscheinlich keine gibt (Hayes & Hofmann 2017; Hofmann & Hayes 2019; Hofmann et al. 2016). Die Betitelung von Therapiemanualen erhöht stattdessen oft die Verwirrung, anstatt sie zu verringern. Modulare Psychotherapie begegnet diesem Problem, indem Therapiemodule entsprechend individueller Funktionsstörungen ausgewählt werden und weniger auf Basis von Symptomgruppen.

Ein weiteres Hindernis auf dem Weg zu fortschrittlichen Interventionen besteht in der Darstellung des menschlichen Leidens als biomedizinisches Problem, in welchem Diagnosen als Ausdruck latenter Krankheiten angesehen werden. In der Medizin sind, anders als in der Psychotherapie, Symptome von latenten Krankheiten oft trennbar (Borsboom & Cramer 2013; Hayes et al. 2019). Im Gegensatz dazu hat sich die Psychotherapieforschung schwergetan, Symptome von der sogenannten Störung zu trennen. Wie sieht ein biologisches Bild der Depression aus, welches unabhängig von den Symptomen der depressiven Stimmung ist? Die bisherige Forschung hat diese Frage nicht beantworten können. So haben beispielsweise große genomische Analysen keine direkte genetische Grundlage für Depressive Störungen gefunden (Major Depressive Disorder Working Group of the Psychiatric GWAS Consortium et al. 2013). Unabhängig davon, ob es eine biologische oder genetische Grundlage für einige Aspekte dessen gibt, was wir als psychische Störungen bezeichnen, ist es nicht hilfreich, davon auszugehen, dass DSM/ICD-Symptome unmittelbar mit latenten Krankheiten zusammenhängen. Klinische Störungen sind komplex, überschneiden sich, führen oft nicht zu einem funktionalen Verständnis und können sich unter demselben Label mit radikal unterschiedlichen Symptommustern zeigen. Es ist aus wissenschaftlicher Sicht entmutigend, dass der Fokus auf Syndrome nicht zu schlüssigen Erkenntnissen über Ätiologie, Verlauf und das Ansprechen auf Behandlungen zu führen schien, was jedoch der eigentliche Zweck von syndromaler Klassifikation ist (Hofmann & Hayes 2019).

Ein weiteres Problem bei der Anwendung des medizinischen Krankheitsmodells auf Diagnosen besteht darin, dass Symptome und sogenannte Krankheiten in diesem Modell nicht dynamisch und bidirektional miteinander verbunden sind (Borsboom & Cramer 2013; Hayes et al. 2019). In der Medizin verursacht ein Gehirntumor manchmal sowohl Kopfschmerzen als auch Gedächtnisverlust – eine unidirektionale bzw. asymmetrische Beziehung. Im Gegensatz dazu fällt es uns schwer, eine Krankheit zu finden, die die Symptome einer Depression verursacht. So kann beispielsweise der Tod eines Lebensgefährten/einer Lebensgefährtin zu einem Symptom führen, das wir als depressive Stimmung bezeichnen würden. Dieses Symptom kann zu Müdigkeit führen, die wiederum Konzentrationsprobleme verursacht, die wiederum zu chronischem Stress führen. Die so genannten Symptome sind oft funktional und manchmal auch direkt kausal miteinander verbunden und können sich gegenseitig beeinflussen. Es gibt jedoch keine von diesen Symptomen getrennte latente Krankheit. Was ist nun jedoch der beste Weg nach vorne?

2.2 Prozesse in der klinischen Praxis

Für die therapeutische Praxis werden kohärente und allgemeine Modelle von Veränderungsprozessen benötigt. Der Mangel an Beweisen für das Modell der latenten Krankheit muss überwunden werden, damit sich Praktizierende auf praktisch relevante Veränderungsprozesse konzentrieren können (Hofmann et al. 2021; Svitak & Hofmann 2022). Ein fortschrittlicher prozessorientierter Fokus sollte sich also nicht nur in einer personalisierten, bedarfsgerechten Therapie äußern, sondern ebenfalls bereits im grundlegenden Verständnis und der Erklärung von Funktionsstörungen. Wie können Veränderungsmechanismen in der klinischen Praxis noch passender analysiert und praktisch gemessen werden? *Prozessbasierte Therapie* (PBT; Hayes & Hofmann 2018) bietet einen Rahmen zum Verständnis sowie der Behandlung psychologischer Probleme und zur Förderung des menschlichen Wohlergehens.

2.2.1 Prozessbasierte Therapie

PBT ist keine neue Therapie, sondern ein neuer Ansatz zur Optimierung von existierenden evidenzbasierten Strategien auf der Grundlage eines theoretisch fundierten und prozessorientierten Ansatzes. PBT kann definiert werden als kontextspezifischer Einsatz von evidenzbasierten Prozessen in Verbindung mit evidenzbasierten Verfahren zur Lösung von Problemen und zur Förderung des Wohlergehens von Personen (Hofmann & Hayes 2019).

> MERKE **Prozessbasierte Therapie (PBT):**
> Kontextspezifischer Einsatz von veränderbaren, evidenzbasierten Prozessen in Verbindung mit evidenzbasierten Verfahren zur Lösung von Problemen und der Förderung des Wohlergehens.

Die Schlüsselfrage, die ein prozessorientierter Fokus also zu beantworten versucht, ist folgende: Auf welche biopsychosozialen Prozesse sollten wir bei bestimmten Patient:innen, in einer bestimmten Situation und in dieser Phase der Intervention abzielen, und wie können wir sie am besten verändern? (Hofmann & Hayes 2019)

Auf der psychologischen Ebene sind Veränderungsprozesse zugrundeliegende Veränderungsmechanismen, also Abfolgen von biopsychosozialen Ereignissen in Bereichen wie Affekt, Kognition, Aufmerksamkeit, Selbst, Motivation, offenkundiges Verhalten, Biophysiologie oder soziokulturelle Merkmale, die zu wichtigen erwünschten Veränderungen führen (Hofmann & Hayes 2019). In PBT liegt der Fokus zunehmend auf relevanten Veränderungsmechanismen, welche eine Person zu einer Veränderung führen, für diese Person im jeweiligen Kontext relevant sind, einen höheren Behandlungsnutzen und eine bessere Anleitung für Interventionen bieten und die menschliche Komplexität vereinfachen (Hofmann et al. 2021). In PBT wird der Begriff *Prozess* oder *Veränderungsprozess* gegenüber dem Begriff *Mechanismus* bevorzugt, da der Begriff *Prozess* weniger restriktiv ist und Rückkopplungsschleifen sowie bidirektionale Beziehungen zulässt. Der Begriff *Mechanismus* impliziert hingegen in der Regel ein einfacheres, einseitiges Input-Output-Modell. Wir stellen Prozesse therapeutischen Verfahren gegenüber, die als eine Reihe von Maßnahmen definiert sind, die Therapeut:innen ergreifen, um Prozesse der Patient:innen zu verändern (Hayes et al. 2019).

MERKE

Die zentrale Frage der modernen Psychotherapie und Interventionswissenschaft ist laut Hofmann & Hayes (2019): »Welche biopsychosozialen Kernprozesse sollten bei diesem bzw. dieser Klient:in mit diesem Ziel in dieser Situation angestrebt werden, und wie können sie am effizientesten und effektivsten verändert werden?«

Prozesse sind theoriebasiert und müssen entsprechend in eine Theorie eingebettet sein, die klare Vorhersagen und Methoden der Einflussnahme bietet. Beispielsweise hat Achtsamkeit als Veränderungsprozess verschiedene Facetten und kann je nach Theorie viele Funktionen (z.B. Entspannung oder Ablösung von Gedanken) erfüllen. Prozesse sind weiterhin dynamisch mit anderen Prozessen verbunden. Sobald wir die syndromale Annahme aufgeben, dass alle Prozesse durch eine latente Krankheit verursacht werden, müssen wir für die Möglichkeit offen sein, dass Prozesse sich gegenseitig in einem kausalen Netzwerk beeinflussen (Hayes et al. 2020a, b). Prozesse sind weiterhin progressiv, d.h. sie müssen in einer bestimmten Reihenfolge angeordnet werden, um über eine Wirkung auf »nachgelagerte« Prozesse das Behandlungsziel zu erreichen. Sie sind kontextgebunden und veränderbar, müssen also im Zusammenhang mit der Geschichte und den Umständen einer Person betrachtet werden. Prozesse, die funktionell wichtige Pfade zu Interventionsergebnissen darstellen, sind per Definition veränderbar, und da externe Einflussnehmende nur den Handlungskontext verändern können, muss der situative Charakter von Veränderungsprozessen klar sein. Schlussendlich sind Prozesse mehrstufig und somit hierarchisch mit anderen Prozessen verbunden. So sind physiologische Prozesse in jeden kognitiven Prozess eingebettet, und kognitive Prozesse sind in einen breiteren sozial-kulturellen Kontext eingebettet.

MERKE

Prozesse sind theoriebasiert, dynamisch mit anderen Prozessen verbunden, progressiv, kontextgebunden, veränderbar sowie mehrstufig und auf wünschenswerte Ergebnisse ausgerichtet (Hofmann & Hayes 2019).

Im Gegensatz zu einem syndromalen Ansatz, der mit topographischen Merkmalen beginnt und anschließend wichtige Merkmale zu finden erhofft, beginnt ein prozessbasierter Ansatz am anderen Ende, indem er Messungen und Fallanalysen auf Prozessen aufbaut, die funktionell wichtig sind. Ähnlich wie in der Modularen Psychotherapie erfolgt die Auswahl der Therapiebestandteile nicht mehr auf Basis von Symptomen (welche eine latente Krankheit implizieren), sondern in Abhängigkeit von Problemen und Funktionsstörungen der Patient:innen. Dieser Ansatz könnte schnell zu einem größeren klinischen Nutzen führen (Hayes et al. 2020).

2.2.2 Ein komplexer Netzwerk-Ansatz

Eine sinnvolle Möglichkeit zur Erfassung spezieller Veränderungsmechanismen in der Praxis stellt der Netzwerk-Ansatz dar. Er dient darüber hinaus dazu, individuelle Prozesse zu verstehen und anschließend therapeutisch anzugehen. Bei diesem Ansatz werden Mediatoren und Ergebnisse als ein Netzwerk von Wechselbeziehungen betrachtet und erfasst (Hofmann et al. 2020). Das Hauptziel von Netzwerkansätzen besteht darin, ein System in Form von Knoten (Variablen von Interesse, z. B. Anhedonie, Schlaflosigkeit usw.) und Kanten (Verbindungen zwischen Knoten bzw. klinischen Merkmalen) darzustellen. Diese Netzwerke können auf Grundlage der Struktur oder der Netzwerkdynamik, bei sich im Laufe der Zeit verändernden Netzwerken, untersucht werden (Hayes et al. 2019).

MERKE

Die Netzwerkstruktur gibt Auskünfte darüber, was ein Problem aufrechterhält, die Netzwerkdynamik vermittelt darüber hinaus Informationen, wie sich Prozesse im Laufe der Zeit entfalten und verändert werden können.

Die Messung von Veränderungsmechanismen mittels eines komplexen kausalen Netzwerks bietet die Möglichkeit, die gesamte Komplexität des Leidens zu untersuchen und hat den Vorteil, dass dieser nicht auf die Annahme beschränkt ist, dass Symptome einer psychiatrischen Störung durch dieselbe latente Krankheit verursacht werden oder lediglich Etiketten für eine willkürliche Reihe von Symptomen sind. Stattdessen wird davon ausgegangen, dass Störungen als Systeme und nicht als Entitäten existieren (Borsboom & Cramer 2013). Ein einfaches und anschauliches Beispiel ist der kausale Zusammenhang zwischen Angst und Vermeidung: Manche Menschen haben Angst, in bestimmten Situationen Panikattacken zu bekommen, nachdem sie in der Vergangenheit Panikattacken erlebt haben. Dies veranlasst sie, bestimmte Orte zu meiden. So hängen einige Symptome (Vermeidung) kausal vom Vorhandensein anderer Symptome ab (Erleben von Panikattacken in der Vergangenheit und Besorgnis über zukünftige Attacken).

Die Annahme eines komplexen kausalen Netzwerkansatzes auf individueller Ebene würde den Weg zur personalisierten Medizin weiter ebnen und helfen zu verstehen, warum ein psychologisches Problem von Fall zu Fall aufrechterhalten wird und wie Veränderungsprozesse eingeleitet werden können. Der Wert des Netzwerkdenkens liegt darin, dass es direkte Auswirkungen auf die Intervention hat, da zentrale Knotenpunkte bewusst angesprochen werden können, um das Netzwerk und somit das Wohlergehen der Patient:innen positiv zu beeinflussen. Jeder Einzelne weist spezifische Vulnerabilitäten und einzigartige Erfahrungen auf, die zu bestimmten Problemen führen und somit individuelle Netzwerke bilden. Die Analyse solcher individuellen, personenspezifischen Netzwerke erfordert Methoden zur Erfassung der relevanten Variablen, um die Gedanken, Erfahrungen und Verhaltensweisen einer Person in Situationen mit spezifischen Auslösern zu erfassen.

2.2.3 Fallkonzeptualisierung von Netzwerken

Praktizierende würden in der klinischen Praxis mit Patient:innen Problemknoten und Verbindungen zwischen diesen herausarbeiten und im nächsten Schritt quantifizieren. Eine Vielfalt an Variablen kann in Analysen einbezogen werden, sofern sie sich als hilfreich für das Verständnis des individuellen Störungskonzeptes erweisen. Ironischerweise sind jedoch Variablen, die regelmäßig als Mediatoren innerhalb traditioneller Mediationsmodelle identifiziert wurden, eine gute Ausgangsbasis, da sichergestellt ist, dass sich diese Variablen zumindest bei einigen Personen als funktionell wichtig erwiesen haben (Kazantzis et al. 2018). Die Messung der Problemknoten bzw. Veränderungsmechanismen muss dabei nicht zwingend durch die Anwendung ganzer Fragebatterien, geschweige denn durch bereits bestehende klinische Fragebögen geschehen. In dem Maße, in dem die prozessorientierte Therapie das Individuum fokussiert, muss der Einsatz relevanter Fragen zur Messung von Veränderungsmechanismen ebenfalls personalisiert erfolgen. Werkzeuge zur Messung von Veränderungsmechanismen sollten sich daran orientieren, was für die jeweiligen Patient:innen am bedeutsamsten ist und die jeweiligen Problemknoten adäquat abbildet. Die zentralen Prozesse könnten im nächsten Schritt im therapeutischen Setting untersucht werden, sowie dysfunktionale Prozesse durch therapeutische Maßnahmen bewusst modifiziert werden. Durch die Erstellung solch eines Netzwerkes und Messung der Problemknoten können Rückschlüsse darüber erfolgen, welche Knoten am relevantesten sind, wie Knoten gemeinsam Prozesse bilden, die die Probleme der Patient:innen aufrechterhalten, sowie über Verbindungen zwischen verschiedenen Prozessen.

Die Messung könnte beispielsweise durch Ratings mittels Likert-Skalen geschehen, welche individuelle Problembereiche der Patient:innen aufzeigen. Eine weitere Möglichkeit wäre es, Daten mittels Smartphones der Patient:innen zu sammeln, wie beispielsweise Aktivität oder Schlafqualität. Beispielsweise könnten sich Schlaf, Grübeln und Selbstwert als zentrale Probleme, Problemknoten entsprechend dem Netzwerk-Ansatz, herausstellen. Als Therapeut:in könnte man nun Patient:innen bitten, zwischen den Therapiesitzungen in einem Zeitraum von einer Woche Grübeln und Selbstwert auf einer Skala von 0–100 zu beurteilen, sowie Schlaf mittels des eigenen Smartphones zu messen.

Ein weiteres im therapeutischen Setting erstelltes Prozess-Netzwerk zur Erfassung von Veränderungsmechanismen ist der folgenden Abbildung zu entnehmen (→ Abb. 2.1). In diesem beeinflussen sich die Prozesse gegenseitig, wobei größere Pfeile einen stärkeren Einfluss zeigen. In diesem Netzwerk unterstützen sich hoffnungslose Gedanken, Grübeln und niedrige Energie gegenseitig. Eine niedrige Verhaltensaktivierung führt ebenfalls zu hoffnungslosen Gedanken und niedriger Energie. Hoffnungslose Gedanken könnten für Patient:innen spezifiziert werden und beispielsweise mittels eines Gedankentagebuchs quantifiziert werden. Verhaltensaktivierung könnte mittels Schrittzähl-Funktionen des Smartphones gemessen werden oder auch durch die Anzahl sowie Durchführungsdauer von positiven Aktivitäten. Die stärkste Verbindung besteht zwischen Verhaltensaktivierung und Hoffnungslosigkeit. Dies deutet darauf hin, dass wir den Kreislauf aus Hoffnungslosigkeit, Grübeln und niedriger Energie unterbrechen können, indem wir die Verhaltensaktivierung erhöhen. Eine messbare Erhöhung der Verhaltensaktivierung sollte sich auf die Angaben im Gedankentagebuch auswirken.

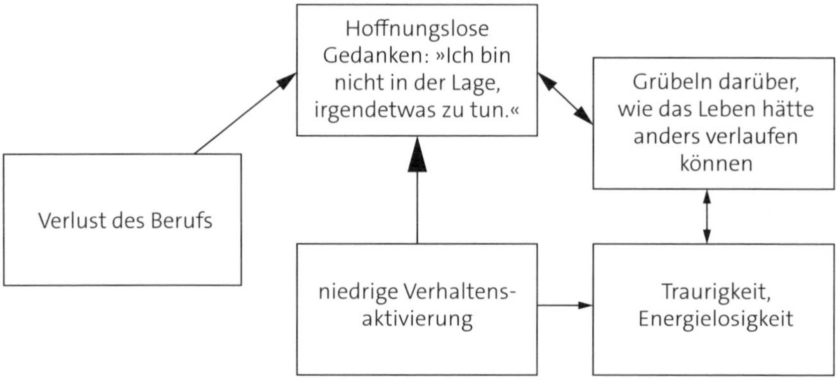

Abb. 2.1: Beispielhaftes Prozess-Netzwerk.

Zur Konzeptualisierung eines Netzwerkes können weiterhin z. B. täglich erfasste elektronische Tagebuchdaten (*Ecological Momentary Assessment*, EMA) eine wichtige Rolle spielen. EMA ist eine Messvariante, die die Erfassung von selbstberichteten Verhaltensweisen, Kognitionen oder Emotionen im täglichen Leben von Individuen hervorhebt. Die Erfassung kann in Echtzeit im Zusammenhang mit relevanten Ereignissen oder zu einem oder mehreren vorher festgelegten Zeitpunkten erfolgen (Trull & Ebner-Priemer 2014). Vorteile von EMA-Methoden beinhalten die Erhebung der Daten in der natürlichen Umwelt der Patient:innen, die Konzentration auf den aktuellen Zustand statt auf Erinnerungen an frühere Zustände sowie Einbezug der Variation von Ereignissen und Reaktionen auf diese durch mehrere Erhebungen (Stone & Shiffman 1994). Daten können z. B. via Smartphone-Apps von Patient:innen gesammelt werden. Technologische Fortschritte machen ebenso die Verwendung von automatischen Aufzeichnungen von Aktivität, Standort oder biologischen Reaktionen (z. B. Herzfrequenzschwankungen) möglich. Weiterhin könnten Messstrategien eingesetzt werden, die sich auf Bewertungen in jeder Therapiesitzung stützen und für die Bewertung der Auswirkungen funktional wichtiger Prozesse entscheidend sind. Diese häufigen Bewertungen könnten aus kurzen Selbstauskünften oder kodierten Verhaltensweisen innerhalb der Behandlung bestehen.

2.2.4 Ein Meta-Modell für das Verständnis von Veränderungsprozessen

Da in der Psychotherapie eine Vielzahl von Veränderungsprozessen bekannt sind, müssen diese für einen verbesserten praktischen Nutzen nach einem Modell geordnet werden, welches umfassend, in sich kohärent und funktional ist sowie Praktizierenden und Forschenden eine umfassende Orientierung bietet (Hayes et al. 2020). Die Auswirkung der Aufmerksamkeit auf Veränderungsprozesse muss sich nicht auf einzelne Orientierungen beschränken, geschweige denn auf Therapiemethoden, die sich auf Psychopathologie fokussieren. In dem Maße, in dem ein syndromaler Fokus schwächer und der prozessorientierte Fokus stärker wird, rücken natürlicherweise auch das Aufblühen und Wohlergehen des Menschen stärker in den Mittelpunkt (Hofmann & Hayes 2019). Benötigt wird somit ein Modell, welches in allen Orientierungen breite Akzeptanz genießt.

Ein Modell, das hinreichend gut entwickelt und breit anwendbar ist, ist das *Extended-Evolutionary Meta-Model* (EEMM; Hayes et al. 2020a, b). Das Modell basiert auf dem evolutionären Begriff der Adaptation. Demnach wird Psychopathologie definiert als Maladaptation in einen gegebenen Kontext. Das Modell ist »erweitert«, weil es darauf abzielt, evolutionäre Prinzipien über die engen Grenzen der Genetik hinaus auf alle Aspekte der menschlichen Entwicklung anzuwenden. Es ist ein »Meta-Modell«, weil es eine gemeinsame Sprache und einen gemeinsamen Rahmen für das Verständnis aller psychologischen Interventionsmodelle bieten soll, sowie dem Praktizierenden bei der Entscheidung helfen kann, welche Interventionen er ausprobieren soll, welche Dimensionen anzuvisieren sind und welche Ergebnisse er und Patient:innen zu erreichen hoffen.

Die drei wichtigsten Prinzipien der Evolution sind Variation, Selektion und Aufrechterhaltung. Sie können bewusst eingesetzt werden, um Veränderungsprozesse zu fördern. Die Variation setzt die Räder der Evolution in Bewegung. Ohne Variation ist keine Verhaltensänderung möglich, folglich müssen Patient:innen zur Verhaltensänderung dabei unterstützt werden, etwas Neues zu tun. Der Begriff »Verhalten« umfasst in diesem Fall alles, was Patient:innen tun, einschließlich Fühlen, Denken, Motivation, Selbstwertgefühl und Aufmerksamkeit. All diese Verhaltensweisen, Typen oder »Dimensionen« könnten das Ziel einer Veränderung sein. Sobald Patient:innen ein neues Verhalten an den Tag legen, können wir ihnen helfen, das für sie bestgeeignete Verhalten auszuwählen. Es geht darum, das gewünschte Verhalten der Patient:innen anzuvisieren, welches in einem bestimmten Kontext funktioniert, sowie flexible alternative Verhaltensweisen zur Verfügung zu stellen. Interventionen sind entsprechend danach zu bewerten, inwiefern sie den Bedürfnissen und Werten der Patient:innen dienen. Sobald ein wertkonsistentes Verhaltensmuster identifiziert wurde, würden Therapeut:innen die Patient:innen ermutigen, es beizubehalten, und zwar durch Übung (z. B. regelmäßiges Achtsamkeitstraining), Stimuluskontrolle (z. B. durch Entfernen von Alkohol aus dem Haus), soziale Unterstützung und andere Interventionen. Variation, Selektion und Aufrechterhaltung sind an den Kontext gebunden, d. h. an die vorhandenen historischen und situativen Merkmale, die vorhersagen, ob Varianten ausgewählt und beibehalten werden. Weiterhin können Praktizierende auf mehreren Ebenen im Leben der Patient:innen ansetzen, einschließlich biologischer (z. B. mehr schlafen, weniger Junkfood essen), psychologischer (Achtsamkeit üben) und sozialer Faktoren (mehr soziale Unterstützung). Wir glauben, dass jeder Aspekt des menschlichen Leides im EEMM identifiziert und kodiert werden kann. Da bekannt ist, dass Veränderungsprozesse im EEMM funktionell wichtig für Ergebnisse sind, können sie zur Auswahl von Behandlungsprozessen verwendet werden, welche wiederum auf spezifische Aspekte des EEMM abzielen und somit genau auf die Bedürfnisse des Einzelnen zugeschnitten sind (Hayes et al. 2020).

MERKE

Anpassung ist gesunde Variation, Selektion und Aufrechterhaltung in einem gegebenen Kontext.

2.2.5 Dimensionen des erweiterten evolutionären Metamodells

Um Praktizierenden zu helfen, sich an den Prozessen zu orientieren, die sie wahrscheinlich bei ihren eigenen Interventionen einsetzen, können evidenzbasierte, psychologische Veränderungsprozesse für jede der sechs individuellen psychologischen Dimensionen des EEMM (Kognition, Affekt, Motivation, Aufmerksamkeit, Selbst und offenkundiges Verhalten) eingeteilt und erfasst werden. Trotz der im vorangegangenen Abschnitt erörterten Einschränkungen machen Mediationsanalysen die überwiegende Mehrheit der Befunde in Bezug auf potenzielle Veränderungsprozesse auf Gruppenebene aus. Daher sollte der Fokus auf Prozessen liegen, die nachweislich den Zusammenhang zwischen Therapie und Gruppenergebnissen vermitteln bzw. auf vermeintlichen Mediatoren als Vorläufer von Ergebnisveränderungen – eine wesentliche Voraussetzung dafür, dass eine Variable als Prozess betrachtet werden kann.

MERKE

Einteilung von Veränderungsprozessen in psychologische Schlüsseldimensionen Affekt, Kognition, Motivation, Aufmerksamkeit, Selbst und offenkundiges Verhalten, eingebettet in biophysiologische und soziokulturelle Ebenen.

Eine weitere praktische Möglichkeit zur Erfassung allgemeiner Prozesse stellt das Process-Based Assessment Tool (PBAT, Ciarrochi et al. 2022) dar, welches die Prinzipien der Evolution sowie die Dimensionen des EEMM in sich vereint. Es bietet die Möglichkeit, allgemeine Veränderungsprozesse in hoher zeitlicher Dichte zu messen sowie zu analysieren, und ermöglicht es Praktizierenden und Forschenden, einzelne Items oder Gruppen von Items für die Zwecke einer individuell ausgerichteten Forschung und Praxis zu nutzen. Der PBAT bewertet neun Dimensionen von Veränderungsprozessen: Affekt, Kognition, Aufmerksamkeit, soziale Bindung, Motivation, offenkundiges Verhalten, körperliches Gesundheitsverhalten, Variation und Retention. Die Erfassung und Betrachtung von sich dynamisch verändernden Prozessen entsprechend diesen Dimensionen kann zu neuen Erkenntnissen für klinische Interventionen führen. Wirksame Interventionen erfolgen durch die Konzentration auf relevante maladaptive Prozesse, welche durch den PBAT erfasst werden können. Der PBAT stellt darüber hinaus eine Möglichkeit dar, den Therapiefortschritt mit Blick auf Veränderungsprozesse zu quantifizieren.

Prozesse sind oft multidimensional und überschneiden sich. Zum Beispiel kann »Emotionsregulierung« Prozesse umfassen, die affektiv (Akzeptanz), die Aufmerksamkeit betreffend (Ablenkung von einer Bedrohung) und kognitiv (Neubewertung einer Bedrohung) sind (Brockman et al. 2017; Gratz & Roemer 2004). Psychologische Flexibilität umfasst affektive Prozesse (Akzeptanz schwieriger Gefühle), kognitive Prozesse (Loslösung von schwierigen kognitiven Inhalten), Selbstprozesse (Selbstbeobachtung) und offenkundige Verhaltensprozesse (z. B. Beharrlichkeit bei der Verfolgung von Zielen in Gegenwart von Notlagen) (Hayes et al. 1999). Aus einer prozessbasierten Perspektive ist es wichtig zu erkennen, dass das, was wir manchmal als ein einziges Konstrukt bezeichnen, z. B. Emotionsregulation, oft aus mehreren Prozessen besteht. Es ist auch wichtig, sich daran zu erinnern, dass Prozesse immer Teil eines Netzwerks sind, an dem andere Prozesse auf mehreren Ebenen beteiligt sind.

2.3 Literatur

Arch, J. J., Eifert, G. H., Davies, C., Plumb Vilardaga, J. C., Rose, R. D., Craske, M. G. (2012). Randomized clinical trial of cognitive behavioral therapy (CBT) versus acceptance and commitment therapy (ACT) for mixed anxiety disorders. Journal of Consulting and Clinical Psychology. 80: 750–765.

Barber, J. P., DeRubeis, R. J. (2001). Change in compensatory skills in cognitive therapy for depression. The Journal of psychotherapy practice and research, 10(1), 8–13.

Baron, R. M., Kenny, D. A. (1986). The moderator-mediator variable distinction in social psychological research: conceptual, strategic, and statistical considerations. Journal of Personality and Social Psychology. 51 (6), 1173–1182.

Borsboom, D., Cramer, A. O. J. (2013). Network analysis: an integrative approach to the structure of psychopathology. Annual Review of Clinical Psychology. 9 (1), 91–121.

Brockman, R., Ciarrochi, J., Parker, P., Kashdan, T. (2017). Emotion regulation strategies in daily life: mindfulness, cognitive reappraisal and emotion suppression. Cognitive Behavior Therapy. 46 (2), 91–113.
Burns, J. W. (2016). Mechanisms, mechanisms, mechanisms: it really does all boil down to mechanisms. Review of Mechanisms, mechanisms, mechanisms: it really does all boil down to mechanisms. Pain 157 (11), 2393–2394.
Chaney, E. F., O'Leary, M. R., Marlatt, G. A. (1978). Skill training with alcoholics. *Journal of Consulting and Clinical Psychology, 46*(5), 1092–1104.
Ciarrochi, J., Sahdra, B., Hofmann, S. G., Hayes, S. C. (2022). Developing an item pool to assess processes of change in psychological interventions: The Process-Based Assessment Tool (PBAT). Journal of Contextual Behavioral Science, 27, 200–213.
Crits-Christoph, P., Gibbons, M. B. C., Mukherjee, D. (2013). Psychotherapy Process-Outcome Research. In Bergin and Garfield's Handbook of Psychotherapy and Behavior Change (6 ed., pp. 298–340). John Wiley and Sons.
Cuijpers, P., Karyotaki, E., de Wit, L., Ebert, D. D. (2020). The effects of fifteen evidence-supported therapies for adult depression: a meta-analytic review. Psychotherapy Research. 30 (3), 279–293.
Doss, B. D. (2004). Changing the way we study change in psychotherapy. *Clinical Psychology: Science and Practice, 11*(4), 368–386.
Dozois, D. J., Bieling, P. J., Patelis-Siotis, I., Hoar, L., Chudzik, S., McCabe, K., Westra, H. A. (2009). Changes in self-schema structure in cognitive therapy for major depressive disorder: a randomized clinical trial. Journal of consulting and clinical psychology, 77(6), 1078–1088.
Fisher, A. J. (2015). Toward a dynamic model of psychological assessment: implications for personalized care. Journal of Consulting and Clinical Psychology. 83 (4), 825–836.
Fisher, A. J., Bosley, H. G., Fernandez, K. C., Reeves, J. W., Soyster, P. D., Diamond, A. E., Barkin, J. (2019). Open trial of a personalized modular treatment for mood and anxiety. Behavior Research and Therapy. 116, 69–79.
Forman, E. M., Chapman, J. E., Herbert, J. D., Goetter, E. M., Yuen, E. K., Moitra, E. (2012). Using session-by-session measurement to compare mechanisms of action for acceptance and commitment therapy and cognitive therapy. Behavior Therapy. 43 (2), 341–354.
Forman, E. M., Shaw, J. A., Goetter, E. M., Herbert, J. D., Park, J. A., Yuen, E. K. (2012). Long-term follow-up of a randomized controlled trial comparing acceptance and commitment therapy and standard cognitive behavior therapy for anxiety and depression. Behavior Therapy. 43 (4), 801–811.
Gloster, A. T., Klotsche, J., Gerlach, A. L., Hamm, A., Ströhle, A., Gauggel, S., Kircher, T., Alpers, G. W. (2014). Timing matters: change depends on the stage of treatment in cognitive behavioral therapy for panic disorder with agoraphobia. Journal of Consulting and Clinical Psychology. 82 (1), 141–153.
Gratz, K. L., Roemer, L. (2004). Multidimensional assessment of emotion regulation and dysregulation: development, factor structure, and initial validation of the difficulties in emotion regulation scale. Journal of Psychopathology and Behavioral Assessment. 26 (1), 41–54.
Gryczkowski, M. R., Tiede, M. S., Dammann, J. E., Jacobsen, A. B., Hale, L. R., Whiteside, S. P. H. (2013). The timing of exposure in clinic-based treatment for childhood anxiety disorders. Behavior Modification. 37 (2), 211–225.
Hayes, S. C., Hofmann, S. G. (2017). The third wave of cognitive behavioral therapy and the rise of process-based care. World Psychiatry 16 (3), 245–246.
Hayes, S. C., Hofmann, S. G. (2018). Process-Based CBT: The Science and Core Clinical Competencies of Cognitive Behavioral Therapy. New Harbinger Publications.
Hayes, S. C., Hofmann, S. G., Ciarrochi, J. (2020). A process-based approach to psychological diagnosis and treatment:The conceptual and treatment utility of an extended evolutionary meta model. Clinical psychology review, 82, 101908.

Hayes, S. C., Hofmann, S. G., Ciarrochi, J. (2020). Building a process-based diagnostic system: An extended evolutionary approach. Chapter in In S. G. Hofmann & S. C. Hayes (Eds.). Beyond the DSM: Toward a process-based alternative for diagnosis and mental health treatment. Oakland, CA: Context Press / New Harbinger Publications.

Hayes, S. C., Hofmann, S. G., Ciarrochi, J. (2020a). Building a process-based diagnostic system: an extended evolutionary approach. In: Hayes, S. C., Hofmann, S. G. (Eds.), Beyond the DSM. New Harbinger Publications, pp. 251–278.

Hayes, S. C., Hofmann, S. G., Ciarrochi, J. (2020b). Creating an alternative to syndromal diagnosis: needed features of processes of change and the models that organize them. In: Hayes, S. C., Hofmann, S. G. (Eds.), Beyond the DSM. New Harbinger Publications, pp. 1–22.

Hayes, S. C., Hofmann, S. G., Stanton, C. E., Carpenter, J. K., Sanford, B. T., Curtiss, J. E., Ciarrochi, J. (2019). The role of the individual in the coming era of process-based therapy. Behavior Research and Therapy. 117 (September), 40–53.

Hayes, S. C., Strosahl, K., Wilson, K. G. (1999). Acceptance and Commitment Therapy: An Experiential Approach to Behavior Change. The Guilford Press.

Herpertz, S. C. (2017). Modulare Psychotherapie. In: Psychotherapie: Funktions- und Störungsorientiertes Vorgehen. Elsevier, München, pp. 99–104.

Hofmann, S. G., Curtiss, J. E., Hayes, S. C. (2020). Beyond linear mediation: toward a dynamic network approach to study treatment processes. Clinical Psychology Review. 76, 101824.

Hofmann, S. G., Curtiss, J., McNally, R. J. (2016). A complex network perspective on clinical science. Perspectives on Psychological Science. 11 (5), 597–605.

Hofmann, S. G., Hayes, S. C. (2019). The future of intervention science: process-based therapy. Clinical Psychological Science. 7 (1), 37–50.

Hofmann, S. G., Hayes, S. C., Lorscheid, D. (2021). *Learning process-based therapy: A skills training manual for targeting the core processes of psychological change in clinical practice.* Oakland, CA: Context Press/New Harbinger Publications.

Johnsen, T. J., Friborg, O. (2015). The effects of cognitive behavioral therapy as an anti-depressive treatment is falling: a meta-analysis. Psychological Bulletin Journal. 141 (4), 747–768.

Jones, P. J., Mair, P., Kuppens, S., Weisz, J. R. (2019). An upper limit to youth psychotherapy benefit? A meta-analytic copula approach to psychotherapy outcomes. Clinical Psychological Science. 7 (6), 1434–1449.

Kazantzis, N., Luong, H. K., Usatoff, A. S., Impala, T., Yew, R. Y., Hofmann, S. G. (2018). The Processes of Cognitive Behavioral Therapy: A Review of Meta-Analyses. Cognitive Therapy and Research, 42, 349–357.

Kazantzis, N., Whittington, C., Zelencich, L., Kyrios, M., Norton, P. J., Hofmann, S. G. (2016). Quantity and quality of homework compliance: a meta-analysis of relations with outcome in cognitive behavior therapy. Behavior Therapy. 47 (5), 755–772.

Ljótsson, B., Hedman, E., Mattsson, S., Andersson, E. (2017). The effects of cognitive-behavioral therapy for depression are not falling: a re-analysis of Johnsen and Friborg (2015). Review of The effects of cognitive-behavioral therapy for depression are not falling: a re-analysis of Johnsen and Friborg (2015). Psychological Bulletin Journal. 143 (3), 321–325.

Major Depressive Disorder Working Group of the Psychiatric GWAS Consortium, Ripke, S., Wray, N. R., Lewis, C. M., Hamilton, S. P., Weissman, M. M., Breen, G., Byrne, E. M., Blackwood, D. H. R. et al. (2013) A mega-analysis of genome-wide association studies for major depressive disorder. Molecular Psychiatry. 18 (4), 497–511.

Moffitt, T. E., Caspi, A., Taylor, A., Kokaua, J., Milne, B. J., Polanczyk, G., Poulton, R. (2010). How common are common mental disorders? Evidence that lifetime prevalence rates are doubled by prospective versus retrospective ascertainment. Psychological Medicine. 40 (6), 899–909.

Molenaar, P. C. M. (2008). On the implications of the classical ergodic theorems: Analysis of developmental processes has to focus on intra-individual variation. Developmental Psychobiology. 50, 60–69.
Orlinsky, D. E., Rønnestad, M. H., Willutzki, U. (2004). Fifty years of psychotherapy process-outcome research: Continuity and change. In Bergin and Garfield's Handbook of Psychotherapy and Behavior Change (5 ed., pp. 307–390). John Wiley and Sons.
Preacher, K. J., Rucker, D. D., Hayes, A. F. (2007). Addressing moderated mediation hypotheses: theory, methods, and prescriptions. Multivariate Behavioral Research. 42 (1), 185–227.
Richter, D., Wall, A., Bruen, A., Whittington, R. (2019). Is the global prevalence rate of adult mental illness increasing? Systematic review and meta-analysis. Acta Psychiatrica Scandinavica. 140 (5), 393–407.
Stone, A. A., Shiffman, S. (1994). Ecological momentary assessment (EMA) in behavorial medicine. *Annals of Behavioral Medicine, 16*(3), 199–202.
Svitak, M., Hofmann, S. G. (2022). Prozessbasierte Psychotherapie: Individuelle Störungsdynamiken verstehen und verändern. Göttingen: Hogrefe Verlag.
Trull, T. J., Ebner-Priemer, U. (2014). The Role of Ambulatory Assessment in Psychological Science. Current directions in psychological science, 23(6), 466–470.
Vögele, C., Ehlers, A., Meyer, A. H., Frank, M., Hahlweg, K., Margraf, J. (2010). Cognitive mediation of clinical improvement after intensive exposure therapy of agoraphobia and social phobia. Depression and anxiety, 27(3), 294–301.
Walczak, M., Ollendick, T., Ryan, S., Esbjørn, B. H. (2018). Does comorbidity predict poorer treatment outcome in pediatric anxiety disorders? An updated 10-year review. Clinical Psychology Review. 60, 45–61.
Waller, G., Turner, H. (2016). Therapist drift redux: why well-meaning clinicians fail to deliver evidence-based therapy, and how to get back on track. Behavior Research and Therapy. 77, 129–137.
Weisz, J. R., Kuppens, S., Ng, M. Y., Vaughn-Coaxum, R. A., Ugueto, A. M., Eckshtain, D., Corteselli, K. A. (2019). Are psychotherapies for young people growing stronger? Tracking trends over time for youth anxiety, depression, attention-deficit/hyperactivity disorder, and conduct problems. Perspectives on Psychological Science. 14 (2), 216–237.
Wolitzky-Taylor, K. B., Arch, J. J., Rosenfield, D., Craske, M. G. (2012). Moderators and non-specific predictors of treatment outcome for anxiety disorders: A comparison of cognitive behavioral therapy to acceptance and commitment therapy. Journal of Consulting and Clinical Psychology. 80 (5), 786–799.

WOLFGANG LUTZ, ANNE-KATHARINA DEISENHOFER
UND JULIAN A. RUBEL

3 Personalisierung von Psychotherapie

3.1 Personalisierung von Psychotherapie

In diesem Kapitel stellen wir ein offenes Rahmenkonzept einer evidenzgestützten Personalisierung psychotherapeutischer Interventionen vor, welche auch als Grundlage einer modularisierten Psychotherapie betrachtet werden kann. Die Idee ist es, Befunde aus der Ergebnis-, Prozess- und Feedback-Forschung der Psychotherapie als konzeptionellen Rahmen für eine evidenzgestützte personalisierte sowie modulare klinische Praxis zu nutzen. Außerdem soll eine digitale Umsetzung des Rahmenmodells in Form eines Navigationssystems für psychotherapeutische Behandlungen diskutiert werden, welches es ermöglicht, die klinische Arbeit in der täglichen Praxis kontinuierlich wissenschaftlich zu unterstützen. Wir beginnen mit einer Diskussion der Schlüsselfragen zur Integration der Psychotherapieforschung in die klinische Praxis sowie den Möglichkeiten, Forschung durch den Einsatz moderner Technologien und Softwarelösungen zeitnah und einfach in die Praxis und psychotherapeutische Weiterbildung zu integrieren. Im zweiten Teil des Kapitels werden konkrete Beispiele vorgestellt, welche sowohl die praktische Umsetzung als auch die wissenschaftliche Weiterentwicklung der entsprechenden Konzepte im Kontext der Diskussion um eine Modulare Psychotherapie veranschaulichen sollen.

3.1.1 Wissen schafft Praxis und Praxis schafft Wissen

Zunächst möchten wir einige wichtige Forschungskonzepte und Schlussfolgerungen aus der bisherigen Psychotherapieforschung vorstellen, die für ein offenes Rahmenmodell einer evidenzgestützten und personalisierten klinischen Praxis herangezogen werden können. Problematisch ist, dass es bisher keinen breiten Konsens darüber gibt, welche Forschungsergebnisse wie in die klinische Praxis verbindlich integriert werden sollten. Zusätzlich erschwerend ist der Umstand, dass die klinische Praxis sowie die Aus- und Weiterbildung bisher stark durch psychotherapeutisches Schulendenken geprägt ist (Barkham et al. 2021; Goldfried 2019). Dennoch glauben wir, dass unser Rahmenmodell, trotz der oben genannten Problembereiche, eine nützliche Leitlinie in der Praxis bieten kann.

3.1.2 Psychotherapie Ergebnisforschung und Therapeuteneffekte

Historisch betrachtet begann die systematische empirisch basierte Psychotherapieforschung in den 1950er Jahren mit Forschungsfragen wie »Ist Psychotherapie wirksam?« und »Welche Psychotherapie ist wirksamer?« (Lutz et al. 2021). Die im Anschluss folgende umfangreiche Forschung zu den Behandlungseffekten hat dazu geführt, dass sich Psychotherapie als wirksame psychologische Intervention zur Behandlung eines breiten Spektrums psychischer Störungen etabliert hat. Sie hat auch zur Verbreitung und Integration von Psychotherapie in die Gesundheitssysteme in vielen Ländern der Welt geführt (Barkham & Lambert 2021). Entsprechend haben viele Länder systematische Aus- und Weiterbildungsvorschriften und Anforderungen für die Zertifizierung und Zulassung von Therapeut:innen entwickelt. Krankenkassen und/oder Managed-Care-Organisationen (z. B. in den USA) stützen die Finanzierung psychologischer Behandlungen auf diese Anforderungen, was zur Etablierung der Psychotherapie als wichtiger Bestandteil des Gesundheitssystems beigetragen hat (z. B. Knox & Hill 2021).

Unabhängig von dem seit langem andauernden Streit über Behandlungsunterschiede von Therapieverfahren (z. B. Cuijpers et al. 2019; Wampold & Imel 2015; → auch Kapitel 1), können aus dieser Forschungslinie zwei Schlussfolgerungen für unseren Zweck gezogen werden: 1) Die vergleichende Ergebnisforschung zu Behandlungsverfahren und Methoden führt nicht automatisch zu differenzierten klinischen Erkenntnissen über Behandlungsoptionen für eine:n Patient:in mit einer bestimmten Störung. 2) Psychologische Behandlungen wirken nicht bei allen Patient:innen und unter allen Umständen. Negative Behandlungsreaktionen oder Patient:innen, bei denen das Risiko eines ungünstigen Therapieverlaufs besteht, werden in klinischen Studien sowie in meta-analytischen Übersichten, die sich auf durchschnittliche Effekte konzentrieren, in der Regel übersehen.

Neben den Auswirkungen spezifischer Behandlungsprogramme, Methoden oder Verfahren gibt es einen weiteren Forschungsstrang, der für die klinische Praxis von Bedeutung ist. Die bisherige Forschung zu Therapeuteneffekten (Barkham et al. 2017; Lutz & Barkham 2015) hat gezeigt, dass sich Therapeut:innen in ihrer Wirksamkeit systematisch unterscheiden. Der Einfluss von Therapeuteneffekten auf Therapieergebnisse wird auf 5–8 % geschätzt (z. B. Wampold & Owen 2021). Dabei hat etwa ein Achtel der Therapeut:innen signifikant bessere Therapieergebnisse als die/der durchschnittliche Therapeut:in, während etwa ein Neuntel signifikant schlechtere Ergebnisse aufweist. Außerdem sind die Therapeuteneffekte bei stärker belasteten Patient:innen besonders hoch (Saxon & Barkham 2012; Schiefele et al. 2018). Zusätzlich unterscheiden sich Therapeut:innen in Bezug auf ihre Therapiedauer und Therapieabbruchraten (Lutz et al. 2021).

Eine Reihe zusätzlicher Ergebnisse aus der Untersuchung von Psychotherapeut:innen sind für den vorliegenden Kontext relevant, auch wenn die Befunde in diesem Themenbereich durch weitere groß angelegte Mehrebenen-Designs repliziert werden müssen (z.B. Barkham et al. 2017). So konnten bereits einige hilfreiche Therapeutenmerkmale identifiziert werden, welche mit verbesserten Therapieergebnissen einhergehen (z.B. Wampold & Owen 2021). Dazu zählen Therapeutenfaktoren wie die allgemeine Resilienz als Schutz gegen Burnout, positive Behandlungserwartungen der Behandler:innen, ihre zwischenmenschlichen und kommunikativen Fähigkeiten, ihre multikulturelle Kompetenz und ein gewisses Maß an professionellem Selbstzweifel.

MERKE **Zentrale Befunde der Psychotherapie Ergebnisforschung sind:**

1. Die vergleichende Ergebnisforschung zu Behandlungsverfahren und Methoden liefert nicht automatisch eine differenzierte Behandlungsplanung für eine:n individuelle:n Patient:in mit einem bestimmten Störungsbild.
2. Psychologische Behandlungen wirken nicht bei allen Patient:innen und unter allen Umständen.
3. Neben dem Einfluss spezifischer Behandlungsprogramme, Methoden oder Verfahren auf das Therapieergebnis von Patient:innen sind systematische Unterschiede zwischen Therapeut:innen zu beachten.

3.1.3 Moderatoren, Mediatoren und transtheoretische Modelle

Wie bereits beschrieben, wird in der ergebnisorientierten Psychotherapieforschung untersucht, ob ein bestimmtes psychotherapeutisches Behandlungsprogramm oder Verfahren bei Patient:innen mit einer bestimmten Störung im Durchschnitt wirksam ist. Psychotherapeutische Schulen und Verfahren beziehen ihre Legitimation entsprechend aus randomisierten klinischen Studien, welche die durchschnittliche Effektivität eines Behandlungsprogramms feststellen. Dieses Vorgehen hat zur Etablierung des Feldes und zu zahlreichen Fortschritten in der Versorgung von Patient:innen mit psychischen Störungen geführt (Barkham & Lambert 2021).

In der Folge der berufspolitischen Interpretation der Forschungsbefunde und der Diskussion zur Legitimation von Therapieverfahren gibt es dabei allerdings einige Fehlschlüsse (Lutz & Rief 2022). Zum Beispiel ist der Nachweis der Effektivität von Therapieverfahren bei einzelnen Störungen nicht gleichbedeutend mit der globalen Wirksamkeit (auch bei nicht-geprüften Störungsgebieten). Weiterhin bedeutet der Nachweis der Effektivität eines Therapieverfahrens oder Programms nicht gleichzeitig, dass auch dessen theoretische Annahmen in Bezug auf Psychopathologie oder psychologische Veränderungsprozesse damit geprüft wurden und damit bestätigt sind. Diese Fehlschlüsse führten häufig dazu, dass wissenschaftliche Befunde, welche dem eigenen psychotherapeutischen Ansatz entsprachen, überbewertet wurden. Dagegen wurden die Ergebnisse des nicht präferierten Verfahrens in der jeweiligen therapeutischen

Community unterschätzt. In diesem Kontext hat sich bereits früh die Forschungstradition zu Moderatoren und Mediatoren von Behandlungsergebnissen entwickelt, welche Behandlungsansätze, Protokolle oder Pakete in kleinere Einheiten zerlegt, die durch Prädiktoren oder zentrale Veränderungsprozesse beschrieben werden sollen (Barkham et al. 2021).

Die ersten empirisch basierten Taxonomien, die Mediatoren und Befunde der Prozess-Ergebnis-Forschung zusammenfassen, erschienen bereits in den 1970er Jahren (z. B. Orlinsky & Howard 1978). Es ist hier nicht der Ort, um die Ergebnisse und Probleme von fünf Jahrzehnten dieser Forschungsrichtung zusammenzufassen (→ Kapitel 2). Außerdem gehen die Erkenntnisse in Bezug auf die verschiedenen Behandlungsansätze und Theorien auseinander. Weiterhin besteht kein Konsens über die Bedeutung bestimmter Kernprozesse bzw. Wirkmechanismen; darüber hinaus gibt es in diesem Forschungsbereich Messprobleme, und die theoretischen Konstrukte sind bisher eher weniger gut validiert worden. Zusammenfassend lässt sich konstatieren, dass die Prozess-Ergebnisforschung in der Psychotherapie noch kein eindeutiges kausales Netzwerk von Zusammenhängen zwischen bestimmten Moderatoren, Mechanismen oder Prozessvariablen und dem Behandlungsergebnis zeigen konnte (Crits-Christoph et al. 2021; Huibers et al. 2021).

Allerdings erlauben zahlreiche Übersichten und Zusammenfassungen eine Spezifizierung eines breiten Spektrums von Mechanismen, Prozessen und Techniken, die in vielen Studien ihre empirische (in der Regel korrelative oder im Kontext von Granger-Kausalität[1]) und klinische Relevanz für die Behandlung einer bestimmten oder mehrerer psychischer Störungen gezeigt haben. Diese Forschung kann daher eine breite Leitlinie und Orientierung für die klinische Anwendung und Ausbildung bieten (z. B. Crits-Christoph et al. 2021; Kazantzis et al. 2018; Norcross & Lambert 2019; Rubel et al. 2017; Wampold & Imel 2015).

Diese empirisch gut untersuchten Mechanismen können mit der Forschung zu Prädiktoren und Moderatoren von Veränderungen in Verbindung gebracht werden (Barkham et al. 2021). Prädiktions- und Moderationsmodelle, die die Zuweisung von Patient:innen zu verschiedenen Behandlungsoptionen unterstützen, haben in der Psychotherapieforschung eine lange Tradition. Im Laufe der Jahre sind solche Bemühungen immer ausgefeilter geworden, einschließlich neuer statistischer Instrumente, die auf Algorithmen des maschinellen Lernens beruhen und eng mit der Entwicklung einer personalisierten Medizin bzw. einer Personalisierung im Feld der Gesundheit (Personalized Mental Health) verbunden sind (Lutz et al. 2021).

---

1 Granger-Kausalität (Granger 1969) beschreibt einen Zusammenhang zweier Variablen X und Y, die zwei Voraussetzungen für Kausalität erfüllen. X bedingt Y im Sinne der Granger-Kausalität, wenn X zu einem früheren Zeitpunkt gemessen wurde als Y (z. B. $X_{t-1} \rightarrow Y_t$) und andere Einflussfaktoren statistisch kontrolliert und damit als alternative Erklärungen ausgeschlossen werden können. Da hierbei keine Randomisierung vorliegt, die theoretisch auch nicht beobachtete Variablen kontrolliert, beschreibt die Granger-Kausalität eine notwendige, jedoch keine hinreichende Bedingung für »echte« Kausalität.

Zusammenfassend lässt sich sagen, dass man für die klinische Praxis und entsprechend die Aus- und Weiterbildung davon ausgehen kann, dass Patient:innen mit unterschiedlichen Eigenschaften oder Merkmalen auch unterschiedlich auf alternative Behandlungspakete, Module oder klinische Prozesse ansprechen. Den meisten Konzepten, welche die Prozess- und Mediatorenforschung auf die klinische Praxis anwenden, ist gemeinsam, dass sie die Kombination klinischer Techniken und Strategien innerhalb, aber vor allem auch zwischen verschiedenen therapeutischen Verfahren und Schulen nutzen, um auf die unterschiedlichen Bedürfnisse der Patient:innen einzugehen.

Ein bekannter beispielhafter Ansatz ist das Modell der systematischen Behandlungsauswahl (systematic treatment selection, STS) nach Beutler (z. B. Beutler et al. 2006). Dieses Modell beruht auf einem mittels empirischer Studien entwickelten Vorgehen, welches versucht die optimale Kombination von Therapeutenmerkmalen, Behandlungsstrategien und psychotherapeutischen Interventionen für einen bestimmten Patienten zu identifizieren.

Zunächst werden bei den Patient:innen die prädisponierenden Variablen wie Diagnose, Persönlichkeit und Lebensumstände für die individuelle Behandlungsplanung berücksichtigt. In einem zweiten Schritt werden Behandlungsvariablen wie Setting (z. B. ambulant oder stationär), Therapiemodalität (z. B. Gruppen- oder Einzeltherapie), Dauer und Häufigkeit einbezogen. In einem letzten Schritt werden Variablen integriert, die die Interaktion zwischen Patient:in und Therapeut:in charakterisieren. Auf der Grundlage dieser Informationen werden für die Behandlung eines/einer Patient:in spezifische Strategien und Techniken empfohlen.

Ein weiteres Beispiel, das in der Schweiz entwickelt wurde und daher in Europa besser bekannt ist, ist das transtheoretische Modell von Grawe (2004). Dieses Modell beschreibt vier allgemeine Prinzipien der therapeutischen Veränderung: Ressourcenaktivierung (z. B. Betonung von Ressourcen und Potentialen), motivationale Klärung (z. B. Elaboration von motivationalen und emotionalen Schemata), Problemaktualisierung (z. B. Aktivierung von Problemen in der realen Therapiesituation) und Problembewältigung (z. B. Erarbeitung von Problembewältigungsstrategien). In einigen späteren Arbeiten und konzeptionellen Ausgestaltungen kam noch die therapeutische Beziehung als fünfter Wirkfaktor hinzu, welcher zunächst als Teil der positiven Umsetzung einer Ressourcenaktivierung betrachtet wurde. Die Kernidee ist, dass diese allgemeinen Wirkfaktoren in allen psychotherapeutischen Ausrichtungen vorhanden sind, aber je nach theoretischem Ansatz unterschiedlich gewichtet werden. Während z. B. in der kognitiven Verhaltenstherapie (KVT) Problemaktualisierung und Bewältigung dominierende Prinzipien sind, stehen bei systemischen Ansätzen etwa eher Problemaktualisierung und Ressourcenaktivierung im Vordergrund. Dementsprechend lässt sich die Wirksamkeit der Techniken nicht ausschließlich durch die bestehenden Theorien der Psychotherapieschulen erklären. Elemente dieses Modells werden in mehreren europäischen Ländern in der theorieübergreifenden Behandlungsplanung verwendet (Caspar 2019; Caspar 2022; Lutz et al. 2022).

Die vier Prinzipien der therapeutischen Veränderung überschneiden sich mit einem anderen bekannten transtheoretischen Rahmenmodell, das ursprünglich von Goldfried (1980) in den 1980er Jahren postuliert und kürzlich von Eubanks und Goldfried (2019) aktualisiert wurde. Die prozessorientierte Therapie (PBT; Hofmann & Hayes 2019) ist ebenfalls ein transtheoretisches Rahmenmodell, welches sich auf die wichtigsten Mediatoren und Moderatoren konzentriert (→Kapitel 2). Anstelle von Behandlungspaketen schlägt die PBT einen personalisierten Behandlungsplan vor, der auf Prozesse abzielt, die für das psychopathologische Netzwerk einer/eines bestimmten Patienten/Patientin relevant sind.

Die oben beschriebenen Behandlungsstrategien, Veränderungsprinzipien und Prozessansätze sind in ihrer Konzeptualisierung und Anwendung von Forschungsergebnissen heterogen und stammen nicht aus einem vollständig forschungsbasierten und empirisch definierten Netzwerk kausal verknüpfter Elemente. Sie alle zielen jedoch darauf ab, die traditionelle Sichtweise einer kategorialen Diagnose als alleinige Grundlage für die Behandlungsauswahl zu überwinden (z.B. Castonguay et al. 2019; Grawe 2004; Hofmann & Hayes 2019; Norcross & Lambert 2019). Solche Konzeptualisierungen können dazu beitragen, traditionelle Therapieschulen auszudifferenzieren und die klinische Aus- und Weiterbildung als einen offenen Rahmen zu verstehen, in dem Auszubildenden die klinische Anwendung von empirisch fundierten therapeutischen Strategien, Techniken, Modulen und entsprechende Kompetenzen vermittelt wird (Boyle et al. 2020; Lutz & Rief 2022; Rief 2021; Strauß 2021). Die folgende Abbildung zeigt ein Beispiel für einen solchen offenen Rahmen, der klinische Fähigkeiten auf der Mikroebene (Techniken), der Mesoebene (Strategien) sowie allgemeine Wirkfaktoren, Prozesse und Prinzipien auf der Makroebene umfasst (→Abb. 3.1).

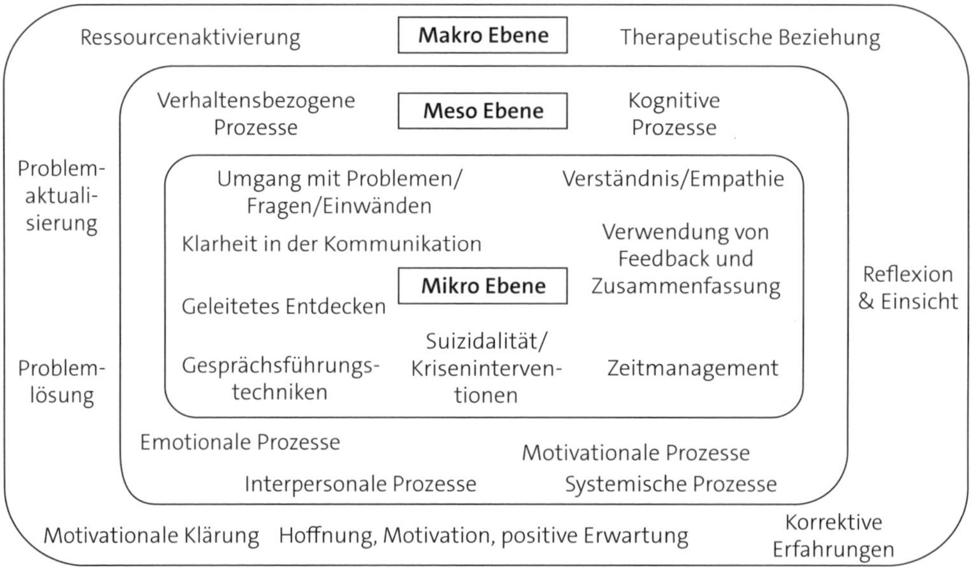

Abb. 3.1: Schulenübergreifendes Rahmenmodell.

Dieser allgemeine klinische Rahmen enthält sowohl den Erwerb kognitiver, verhaltensbezogener und emotionaler Bewältigungsfähigkeiten, die Stärkung der Ressourcen der Patient:innen, den Aufbau einer therapeutischen Beziehung, korrigierende persönliche sowie interpersonale Erfahrungen und den Erwerb einer flexibleren Perspektive auf sich selbst und andere. Natürlich muss ein solcher transtheoretischer Rahmen für die klinische Praxis sowie Aus- und Weiterbildung ständig auf der Grundlage neuer Forschungsergebnisse aktualisiert werden.

Darüber hinaus sind Therapeut:innen mit der Frage konfrontiert, wie und wann einzelne Module, Techniken und Strategien aufgrund der unterschiedlichen Bedürfnisse und Reaktionen der Patient:innen genutzt werden sollten. Die Beziehung zwischen diesen verschiedenen Interventionen und der Einfluss ihres Timings in den verschiedenen Phasen der Psychotherapie bleibt nach diesem Modell zunächst noch offen. Das Phasenmodell der Veränderung kann jedoch einige hilfreiche Hinweise diesbezüglich geben (Howard et al. 1993). Die erste Phase, die Remoralisierungsphase, konzentriert sich auf die Verbesserung des allgemeinen Wohlbefindens der/des Patient:in. In der Remoralisierungsphase liegt der Schwerpunkt auf der Verringerung der psychischen Symptomatik, während die letzte Phase, die sogenannte Rehabilitationsphase, sich auf die Verbesserung der allgemeinen Lebensbewältigung des Patienten und seine Einbindung in sein soziales Umfeld konzentriert (Howard et al. 1993). Während die erste Phase in der Regel mehr ressourcenaktivierende Interventionen erfordert, sind Problembewältigung und Problemlösung in der zweiten Phase in der Regel wichtiger. Allerdings beginnen nicht alle Patient:innen die Therapie in der ersten Phase (d. h. einige beginnen in der zweiten Phase). Auch durchlaufen nicht alle Patient:innen alle drei Phasen (d. h. einige verlassen die Behandlung früher).

3.1.4 Patientenorientierte Feedback-Forschung

Therapeut:innen neigen dazu, negative Entwicklungen zu übersehen (z. B. Walfish et al. 2012). Um die Wirksamkeit psychotherapeutischen Handelns und psychotherapeutischer Kompetenzen in der Praxis zu erhöhen, sollte daher ein routinemäßiges Ergebnismonitoring und Feedback eingesetzt werden. Es gibt eine lange Forschungstradition und zahlreiche Studien, welche zeigen, dass klinische Entscheidungen gestützt und oder ergänzt durch empirische Daten zuverlässiger sind als intuitive klinische Entscheidungen alleine (Meehl 1973).

Durch die kontinuierliche Erhebung psychometrischer Maße während der laufenden Therapie können Veränderungsmuster direkt an die Therapeut:innen zurückgemeldet werden (z. B. Lambert et al. 2018; Lutz et al. 2021). Die Tradition des Feedbacks geht hauptsächlich auf das Paradigma der patientenorientierten Psychotherapieforschung zurück (Howard et al. 1996; Lambert et al. 2001). Durch den unmittelbaren Vergleich der tatsächlichen mit den prognostizierten Fortschritten der Patient:innen können die Veränderungen evaluiert bzw. geprüft werden, inwieweit sie etwa wie erwartet verlaufen – d. h. ob die Patient:innen »on-track« (OT) oder »not on track« (NOT) sind. NOT Patient:innen haben eine höhere Wahrscheinlichkeit für ein negatives Therapieergebnis, aber deren negativer Trend kann entsprechend frühzeitig durch das Monitoring identifiziert werden. Dadurch entwickelt sich für die Therapeut:innen die Möglichkeit die Behandlung im Verlauf zu verbessern (Delgadillo et al. 2018).

Genau dafür wurden im Rahmen der Feedback-Forschung zusätzliche modular aufgebaute klinische Unterstützungsinstrumente (Clinical Support Tools, CST) entwickelt (Lambert et al. 2018). CSTs ermöglichen die Umsetzung von Erkenntnissen aus der Forschung zu klinischen Prozessen und Strategien, um die klinische Entscheidungsfindung insbesondere für Patient:innen mit einem Risikoverlauf zu unterstützen. Die Idee ist, die Aufmerksamkeit der Therapeut:innen auf schwierige Behandlungsverläufe zu lenken und aufzuzeigen, welche zusätzlichen Module, Techniken und Strategien eingesetzt werden sollten, um die Ergebnisse zu verbessern. Bisher unterscheiden sich diese Hilfsmittel in ihrer Komplexität und Spezifität.

Frühe Versionen enthielten relativ wenige Informationen (Whipple et al. 2003), während neuere Entwicklungen gezielte klinische Strategien oder Interventionen empfehlen und über Softwarelösungen den Therapeut:innen direkt zur Verfügung stellen. Zahlreiche randomisierte klinische Studien und mehrere Meta-Analysen haben die Wirksamkeit von Monitoring und Feedback nachgewiesen, insbesondere für Fälle mit einem Risiko für ein negatives Therapieergebnis (für Übersichten → de Jong et al. 2021; Lambert et al. 2018; Lutz et al. 2021). Die zusätzliche Nutzung von CSTs in das Feedbackverfahren verstärkt nochmal die Wirkung von Feedback auf das Therapieergebnis (de Jong et al. 2021).

Eine ganze Reihe Studien zeigt aber auch, dass die Ergebnisse von Feedback bzgl. der Qualität der Implementation und der wahrgenommene Nützlichkeit durch die Therapeut:innen eine wichtige Rolle spielen (z. B. de Jong et al. 2021). Fragen der Adhärenz und der Implementierung moderieren die Auswirkungen von Feedback, was es wiederum nötig macht, dass entsprechende Verfahren frühzeitig in die klinische Aus- und Weiterbildung integriert werden.

MERKE

Da Therapeut:innen dazu neigen negative Entwicklungen ihrer Patient:innen zu übersehen, sollte ein routinemäßiges Ergebnismonitoring und Feedback in der Praxis eingesetzt werden. Zahlreiche Meta-Analysen belegen die Wirksamkeit von Feedbacksystemen vor allem für Fälle mit einem Risiko für ein negatives Therapieergebnis. Neuere Entwicklungen beinhalten Unterstützungsmodule sowie personalisierte Empfehlungen klinischer Strategien oder Interventionen.

3.1.5 Personalisierte Psychotherapie

In den letzten Jahren hat sich die patientenorientierte Feedback-Forschung hin zu einer Diskussion um eine personalisierte Psychotherapie weiterentwickelt (z. B. Delgadillo & Lutz 2020; Lutz et al. 2021). Diese Entwicklung hat Ähnlichkeiten mit der Diskussion um eine personalisierte Medizin. Das weiter gefasste Paradigma konzentriert sich dabei auf die Verbesserung klinischer Entscheidungen durch die Nutzung empirischer Daten und statistischer Vorhersagen (Deisenhofer et al. 2018). Insbesondere durch die Verwendung neuer statistischer Methoden des maschinellen Lernens sind in diesem Feld auch neue Konzepte und Anwendungen entstanden um klinisch-psychotherapeutische Entscheidungen auf unterschiedlichen Ebenen zu unterstützen (Cohen et al. 2021).

Die folgende Abbildung ist ein Versuch, die vielfältigen Entscheidungen, welche zu Beginn und im Verlauf einer Psychotherapie getroffen werden müssen zu systematisieren (→ Abb. 3.2). Zu Beginn der Therapie stellt sich eine ganze Reihe unterschiedlicher Fragen in Bezug auf die optimale Indikationsstellung für den Einzelfall: Welche Intensität von Behandlung ist für diese Person am angemessensten (z. B.: Psychotherapie, Internettherapie, Beratung)? In welchem Setting sollte die Behandlung durchgeführt werden (z. B.: Einzel, Gruppe, Paar)? Welches Verfahren ist für diese Person am aussichtsreichsten (z. B.: KVT, TP, Systemische Therapie)? Aber auch innerhalb der Verfahren stellen sich Fragen in Bezug auf die optimale Ausgestaltung in Bezug auf die Auswahl spezifischer Module, Strategien und Interventionstechniken.

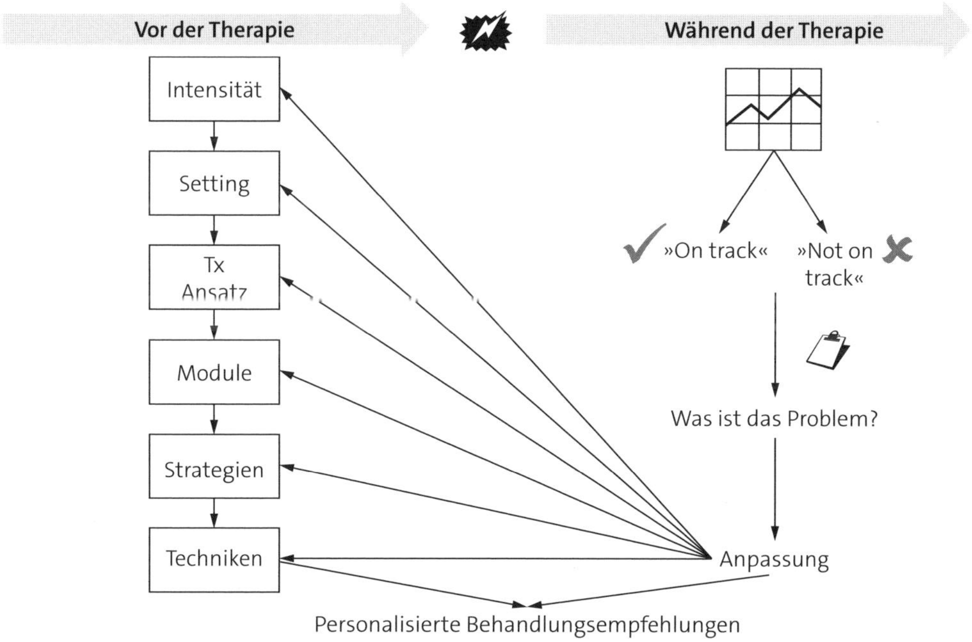

Abb. 3.2: Zentrale klinische Entscheidungen vor und während der Therapie. Tx = Therapieansatz.

Hat sich die/der Therapeut:in jeweils für eine entsprechende Vorgehensweise zu Beginn der Therapie entschieden, muss diese Herangehensweise engmaschig mittels psychometrischen Selbsteinschätzungsfragebogen überwacht werden. Nur so ist es möglich frühzeitig zu erkennen, ob sich ein/e Patient:in wie erhofft entwickelt (»on-track«) oder ob sich ein erhöhtes Risiko zeigt, nicht von der Therapie zu profitieren (»not-on-track«). Ist Letzteres der Fall, bedarf es eines zusätzlichen Assessments, um zu identifizieren in welchem Bereich genau das Problem liegt, und welche Anpassungen unter Umständen auf dieser Basis vorgenommen werden sollten (Lutz et al. 2021; Lutz et al. 2022). Diese Anpassungen können all jene Entscheidungen betreffen, die zu Beginn der Therapie getroffen wurden. Hat man sich beispielsweise dazu entschieden die Therapie mit einem Emotionsregulationsmodul zu beginnen, so kann es auf der Grundlage eines entsprechenden Feedbacks sein, dass man dieses Modul zunächst unterbricht und zunächst die Arbeit an einem Motivationsförderungsmodul aufnimmt.

Im Kontext einer personalisierten Psychotherapie standen bisher vor allem Fragen der differenziellen Indikation auf der Ebene der Behandlungsansätze im Mittelpunkt der Forschungsbemühungen (DeRubeis et al. 2014). Diese sind jedoch vor dem Hintergrund der spezifischen Gegebenheiten der Versorgungsstruktur in vielen Ländern, z. B. in Deutschland, nur bedingt umsetzbar. So müssten Therapeut:innen, sollten sie feststellen, dass das von ihnen angebotene Verfahren für diese:n Patient:in nicht das passendste ist, niederschwelliger die Möglichkeit haben Patient:innen ohne zeitlichen Verzug an eine:n Kolleg:in zu verweisen, die das jeweils optimale Verfahren für diese:n Patient:in anbieten kann. Daher wurden in den letzten Jahren auch Ansätze entwickelt, die versuchen, Module im Rahmen transdiagnostischer Ansätze personalisiert darzubieten. Dabei werden sowohl die Auswahl, als auch die Reihenfolge der angebotenen Module auf die spezifischen Charakteristika der/des jeweiligen Patient:in angepasst (z. B. Fisher et al. 2019; Ng et al. 2021). Dazu versuchen solche Ansätze besonders relevante Symptome zu identifizieren, die dann priorisiert in der Therapie, vermittels des Einsatzes ausgewählter Module, adressiert werden können (z. B. Rubel et al. 2018).

Zur Identifikation dieser zu priorisierenden Symptome kommen unter anderem intensive Datenerhebungen im Alltag der Patient:innen zum Einsatz (Ecological Momentary Assessment; EMA), die Aufschluss über die jeweiligen Symptome untereinander geben sollen. Die erste Studie, die systematisch Informationen aus EMA-Daten vor der Therapie für die Behandlung genutzt hat, konnte an einer Stichprobe von 40 Patient:innen zeigen, dass durch diese zusätzliche Datenquelle eine effiziente personalisierte Behandlung angeboten werden kann (Fisher et al. 2019). Da es in dieser Studie jedoch keine Kontrollgruppe gab, die mit treatment-as-usual (TAU) behandelt wurde, lassen die Analysen keine eindeutigen Schlüsse über den Mehrwert dieser Individualisierung für das Therapieergebnis zu und bedürfen weiterer Evidenz aus randomisiert kontrollierten Studien.

3.2 Ein personalisiertes und modulares Behandlungskonzept

Die zentrale Idee einer modernen dateninformierten Psychotherapie, welche die Anforderungen eines personalisierten und/oder modularen Behandlungskonzeptes erfüllt, ist es, Kernergebnisse der Psychotherapieforschung in die klinische Praxis zu übertragen. Dazu gehört einerseits eine Integration der Befunde zu Moderatoren, Mediatoren psychotherapeutischer Veränderungen im Kontext eines klinisch-transtheoretischen Rahmenmodells sowie andererseits die Forschungsergebnisse zu psychometrischem Feedback und Therapeutenunterschieden. Dazu haben Lutz, Deisenhofer et al. (2021) kürzlich ein computergestütztes Feedback- und Navigationssystem vorgestellt, welches die Tradition der Vorhersage und Empfehlung von patientenspezifischen Behandlungsstrategien mit der Tradition des psychometrischen Feedbacks verbindet. Das System unterstützt dabei sowohl Behandlungsentscheidungen vor Therapiebeginn als auch klinisch-adaptive Entscheidungen während der Behandlung. Dabei kommen bei Patient:innen mit einem Risiko für ein negatives Therapieergebnis personalisierte Therapiemodule zum Einsatz. Dieses Konzept verbindet die Idee der evidenzgestützten Personalisierung mit der Idee des Monitorings und der Modularisierung. Im Folgenden werden zunächst die transtheoretischen Grundlagen erläutert und anschließend das computergestützte Feedback- und Navigationssystem anhand eines Fallbeispiels erläutert.

3.2.1 Transtheoretische Grundlagen

Transtheoretische psychotherapeutische Rahmenmodelle basieren auf dem Grundsatz, dass zur Veränderung psychischer Störungen und zur Anregung zentraler Prozesse empirisch fundierte klinische Techniken und therapeutische Strategien eingesetzt werden sollten. Diese müssen auf wissenschaftlich fundierten Veränderungsmechanismen beruhen, können allerdings aus unterschiedlichen Theoriegebäuden stammen (z. B. Lutz et al. 2022; Lutz & Rief 2022; Rief & Strauß 2021). Dabei sind entsprechende Störungs- und Veränderungsmodelle nicht starr festgeschrieben, sondern unterliegen Anpassungsprozessen, welche sich an neuen wissenschaftlichen Erkenntnissen orientieren.

Das so definierte psychotherapeutische Vorgehen kann als prozessbasiert bezeichnet werden und unterscheidet als Oberkategorie zentrale therapeutische Prozesse (z. B. emotionale Prozesse), welche auf der nächsten Ebene durch therapeutische Prozeduren und Strategien beschrieben werden (z. B. Emotionsregulation), welche wiederum verschiedene therapeutische Techniken umfassen (z. B. Stuhltechnik; vgl. Huibers et al. 2021). Dabei lassen sich verschiedene Techniken und Prozeduren/Strategien zu Modulen zusammenfassen und erleichtern ein modularisiertes (Mechanismus-basiertes) Vorgehen (z. B. Barlow et al. 2017; Brakemeier & Herpertz 2019; Ng et al. 2021; Weisz et al. 2012). Daneben lassen sich aber auch allgemeine therapeutische Wirkfaktoren und Veränderungsprinzipien auf einer Makroebene integrieren (z. B. Eubanks & Goldfried 2019; Grawe 2004; Ng et al. 2021). Auf einer Mikroebene sind zusätzlich allgemeine therapeutische Kompetenzen (z. B. Klarheit der Kommunikation, Beziehungsgestaltung etc.) zentral (Rief 2021; Strauß 2021). Neben einer schulenübergreifenden und prozessbasierten Fallkonzeption zur Therapieplanung wird die psychotherapeutische Behandlung üblicherweise kontinuierlich psychometrisch begleitet, damit ungünstige Entwicklungen frühzeitig entdeckt und Anpassungen vorgenommen werden können (Lutz et al. 2022).

Transdiagnostische Konzepte wie die Research Domain Criteria (RDoC), die multivariate hierarchische Taxonomie der Psychopathologie (HiTOP) und Netzwerkmodelle (Conway et al. 2019; Fried 2017) können gängige Behandlungskonzepte und eine transtheoretische Ausrichtung ergänzen. Das Problem- und Störungsverständnis in diesen Modellen sieht psychische Erkrankungen nicht mehr als nur kategorial definierte Einheit mit einer einzigen vermeintlich gemeinsamen Ursache, sondern als Elemente eines dynamischen Netzwerkmodells der Psychopathologie. Sowohl psychische Störungen als auch Veränderungsprozesse sind dabei nicht auf wenige und spezifische Einzelmerkmale begrenzt, sondern werden in einem komplexen Geflecht von Merkmalen, Einflussfaktoren und dynamischen Prozessen abgebildet (Hayes & Hofmann 2021; Hofmann & Hayes 2019; Lutz et al. 2018; Lutz & Rief 2022; Rief 2021; Rubel et al. 2018).

Transdiagnostische und transtheoretische Rahmenmodelle könnten zukünftig die Grundlage für eine moderne personalisierte und modularisierte psychotherapeutische Praxis darstellen. Tabelle 3.1 gibt Anregungen, welche Interventionstechniken und Behandlungsstrategien nach dem aktuellen Stand der Forschung in einer entsprechenden Praxis umgesetzt werden sollten. Dabei sei angemerkt, dass die folgende Aufzählung keinen Anspruch auf Vollständigkeit erhebt, sondern eher als ein offenes Rahmenmodell zu verstehen ist (Lutz & Rief 2022). Die Tabelle zeigt in der linken Spalte eine Übersicht über die psychotherapeutischen Prozesse, welche für die Behandlungsplanung zentral sind. Die mittlere Spalte liefert entsprechende Beispiele für spezifische Behandlungstechniken und Strategien (z. B. Lutz et al. 2022; Lutz & Rief 2022).

Eine Möglichkeit ein transtheoretisches sowie prozessorientiertes Vorgehen zu evaluieren und für Aus- und Weiterbildungszwecke einzusetzen, ist das Inventar Therapeutischer Interventionen und Fähigkeiten (engl.: Inventory of Therapeutic Interventions and Skills; ITIS; Boyle et al. 2020), welches ein Bewertungsinstrument für Therapievideos darstellt. Es wurde entwickelt, um das Spektrum der, in der modernen personalisierten Psychotherapie beobachtbaren Interventionen und Fähigkeiten angemessen zu bewerten. Die verschiedenen Bewertungskategorien des ITIS sind in der folgenden Tabelle in der rechten Spalte abgebildet (→ Tab. 3.1). Dabei werden Fähigkeiten hinsichtlich ihrer kompetenten Umsetzung bewertet und empirisch basierte Interventionen hinsichtlich ihrer lege-artis-Anwendung beurteilt (d. h. Stand der Technik). Im Ausbildungskontext eingesetzt kann das ITIS anhand von Videoanalysen dazu beitragen individuelle Problembereiche von Psychotherapeut:innen zu identifizieren und Entwicklungschancen aufzuzeigen (Uhl et al. 2022).

Zentrale therapeutische Prozesse	**Prozeduren/Module: Beispiele für Techniken & Strategien**	**ITIS**
Verhaltensbezogene Prozesse	▪ Exposition ▪ Änderung dysfunktionalen (Krankheits-)verhaltens ▪ Verhaltensaktivierung ▪ Operante Techniken/Arbeit mit Verstärkern ▪ Aufbau von Fertigkeiten	▪ Problem- und Situationsanalysen ▪ Verhaltensmodifikation ▪ Erwerb von Fertigkeiten und Kompetenzerweiterung ▪ Exposition ▪ Hausaufgaben ▪ Fokus auf zentrales Verhalten
Kognitive Prozesse	▪ Änderung attentiver Prozesse ▪ Änderung dysfunktionaler Bewertungsprozesse und kognitiver Schemata ▪ Aufbau psychologischer Flexibilität ▪ Achtsamkeit ▪ Problemlösefähigkeit ▪ Selbstkonzepte	▪ Kognitive Techniken ▪ Psychoedukation/Rational ▪ Fokus auf zentrale Kognitionen ▪ Achtsamkeit/Akzeptanz
Emotionale Prozesse	▪ Änderung ungünstiger emotionaler Prozesse ▪ Emotionsfokussierte Techniken ▪ Strategien der Emotionsregulation ▪ Akzeptanzstrategien ▪ Empathie ▪ Mentalisierung/Perspektivenübernahme	▪ Emotionsregulation ▪ Emotionsfokussierte Techniken
Motivationale Prozesse	▪ Motivationsaufbau/Motivational Interviewing ▪ Arbeit mit Lebenszielen/existentielle Fragen (z. B. ACT) ▪ Klärungsorientiertes Vorgehen ▪ Schematherapeutisches Vorgehen ▪ Motivorientierte Beziehungsgestaltung ▪ motivationsorientierte Interventionen (z. B. psychodynamische, humanistische Interventionen)	▪ Orientierung an Therapiezielen ▪ Klärung von Schemata/Bedürfnissen/Motiven/Werten/ Zielen
Interpersonale Prozesse	▪ Therapeutische Beziehung (Kiesler Kreis, CBASP, IPT,) ▪ Reflexion und Änderung dysfunktionaler Beziehungsmuster ▪ Beziehungsbrüche (Alliance Ruptures) ▪ Aufbau sozialer Kompetenzen	▪ Interpersonale und Beziehungsorientierte Techniken ▪ Beziehungsgestaltung/Gegenübertragung

Zentrale therapeutische Prozesse	Prozeduren/Module: Beispiele für Techniken & Strategien	ITIS
Systemische und sozial-kulturelle Prozesse	▪ Ressourcenarbeit ▪ Kultur-, geschlechts- und altersspezifische psychotherapeutische Adaptionen ▪ Arbeit im Mehrpersonensetting (mit Elementen aus wissenschaftlichen Interventionsstudien, paartherapeutischen, familientherapeutischen und systemischen Ansätzen): – Paartherapie – Familientherapie – Gruppentherapie	▪ Ressourcenaktivierung ▪ Ressourcen- und Lösungsorientierung

Tab. 3.1: Übersicht transtheoretischer Prozesse. ITIS = Inventory of Therapeutic Interventions and Skills.

Anmerkung: Es ist zu beachten, dass viele Techniken und Interventionen nicht nur auf einer Prozessebene einzuordnen sind, sondern in der Regel auf mehreren Ebenen Einfluss nehmen (Hofmann & Hayes 2019). Zur Vereinfachung der Tabelle wurde diese Komplexität reduziert, indem Techniken und Strategien ihrer dominanten Prozessebene zugeschrieben wurden.

MERKE

Aus transtheoretischer Perspektive sollten zur Veränderung psychischer Störungen empirisch fundierte klinische Techniken und therapeutische Strategien eingesetzt werden. Diese müssen auf wissenschaftlich fundierten Veränderungsmechanismen beruhen, können allerdings aus unterschiedlichen Theoriegebäuden stammen. Transdiagnostische und transtheoretische Rahmenmodelle könnten zukünftig die Grundlage für eine moderne personalisierte psychotherapeutische Praxis darstellen.

3.2.2 Trierer Therapie Navigator (TTN)

Um Therapeut:innen bei der alltäglichen Behandlung von Patient:innen mit psychischen Störungen zu unterstützen, wurde der Trierer Therapie Navigator (TTN) als umfassendes Feedbacksystem eingeführt. Grundlage des TTN ist eine Batterie von Fragebögen, die Patient:innen und Therapeut:innen zu jeder Sitzung über Touchscreens ausfüllen. Das System analysiert die digitalen Daten und liefert automatisch eine grafische Rückmeldung. Damit konzentriert sich dieser Ansatz auf die Therapieergebnisse von Patient:innen sowie auf die Verbesserung der tatsächlichen klinischen

Praxis, anstatt die restriktiven Ansichten einer therapeutischen Schule zu forcieren. Anstelle der üblichen Schulenorientierung wird der Fokus auf eine stärkere Ergebnisorientierung gelegt, die den Raum für ein integratives und modulares Vorgehen eröffnet.

Zu Beginn der Behandlung wird daher nicht eine spezifische manualisierte Behandlung für eine bestimmte Diagnose ausgewählt, sondern das System liefert eine datengestützte, personalisierte Strategieempfehlung für die ersten Sitzungen. Zusätzlich schätzt das System für jede/en Patient:in eine Abbruchwahrscheinlichkeit ein. Außerdem fokussiert der TTN auf die (Echtzeit-)Veränderungen der Patient:innen während einer laufenden Behandlung und bietet auf der Grundlage der Fortschritte und der spezifischen Bedürfnisse der Patient:innen modularisierte Unterstützungstools (Dosierung und klinische Strategien; Lutz et al. 2021).

In den folgenden Abschnitten wird dargestellt, wie der TTN in die klinische Praxis integriert werden kann und wie das digitale System die Therapeut:innen bei ihrer klinischen Entscheidungsfindung unterstützen kann. Wir ziehen dazu ein fiktives Fallbeispiel heran, das auf realen Fällen basiert, die in unserer Ambulanz bereits erfolgreich behandelt wurden. Anhand dieses Beispiels veranschaulichen wir, wie die TTN-Nutzer:innen dazu angeregt werden, zu Beginn und während der laufenden Behandlung gezielt Module in die Behandlung zu integrieren und klinische Strategien anzuwenden.

FALLBEISPIEL

Ben ist 28 Jahre, ledig, keine Kinder, arbeitet als Erzieher in einer Kindertagesstätte und hat sich auf Empfehlung seines Hausarztes in der Psychotherapieambulanz angemeldet. Nach einer kurzen Wartezeit konnten wir ihm eine psychotherapeutische Behandlung, nach dem oben beschriebenen transtheoretischen Konzept, anbieten.

In der ersten Sitzung berichtete der Patient, dass er unter wiederkehrenden depressiven Einbrüchen leide und sich aufgrund seiner aktuell negativen Stimmungslage von Freunden und Familie zurückgezogen habe. Aufgrund von Einschlafschwierigkeiten sei er morgens sehr müde und könne sich auf der Arbeit schlecht konzentrieren. Gleichzeitig berichtete er, dass er gerade frisch verliebt sei und sich eine Beziehung anbahne, er sich aber Sorgen über zunehmende Konflikte mache, die auch in seinen früheren Beziehungen aufgetreten seien.

Nach dem Strukturierten Klinischen Interview nach DSM-5 (SCID-5; First et al. 2016) wurde bei ihm eine rezidivierende depressive Störung, gegenwärtig leichte Episode (F33.1) diagnostiziert, während die Internationale Diagnostik Checkliste für Persönlichkeitsstörungen (IDCL-P; Bronisch et al. 1996) am Ende der Probatorik auf eine Borderline-Persönlichkeitsstörung (F60.31) hindeutete.

Die Rückmeldung des TTN zu Behandlungsbeginn zeigte, dass die Fragebogenergebnisse von Ben auf ein leicht erhöhtes Abbruchrisiko hindeuteten (a), während das System empfahl, die Behandlung mit einer motivationsorientierten Strategie zu beginnen (b; → Abb. 3.3).

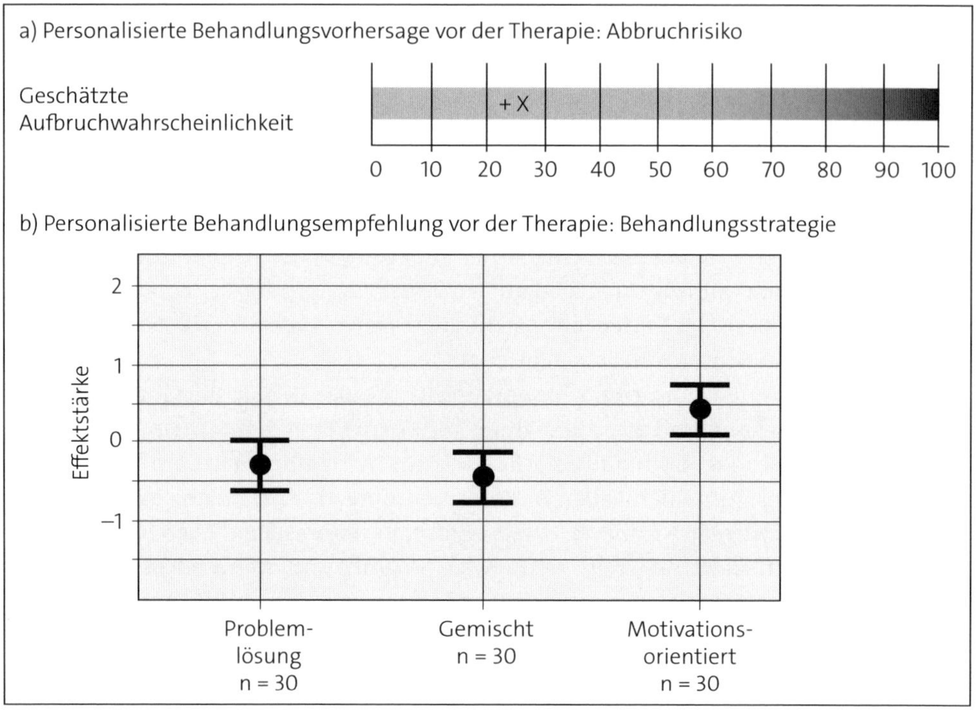

Abb. 3.3: Personalisierte Behandlungsvorhersage zu Therapiebeginn.
+ = Abbruchwahrscheinlichkeit des Patienten/ der Patientin;
X = durchschnittliche Abbruchwahrscheinlichkeit in der Ambulanz.

Zur Vorhersage der optimalen Behandlungsstrategie wurden die Informationen von Ben verwendet, welche er in Fragebögen vor Therapiestart angegeben hatte. Relevant sind für die Berechnung vor allem seine Belastung zu Therapiebeginn, seine Behandlungserwartung, frühere Behandlungen sowie die Chronizität der Symptome. Auf der Grundlage dieser Variablen identifiziert der Algorithmus ähnliche Patient:innen aus einer Archivstichprobe, die zuvor behandelt wurden, und empfiehlt, unter der Verwendung der durchschnittlichen Effektgrößen und Konfidenzintervalle, die Strategie (problemlösender, motivationsorientierter oder gemischter Ansatz), die bei diesen Patient:innen am erfolgreichsten war. Die Empfehlung des TTN, bei Ben zunächst mit einer motivationsorientierten Strategie zu starten, stimmt mit dem klinischen Eindruck überein, den die behandelnde Therapeutin berichtete.

So scheint es vor dem Hintergrund der möglichen Borderline-Persönlichkeitsstörung zunächst wichtig eine solide therapeutische Arbeitsbeziehung zu etablieren, bevor störungsspezifische Interventionen erfolgreich angewendet werden können. Dieser Empfehlung folgend, konnte die behandelnde Therapeutin einen vielversprechenden therapeutischen Prozess in Gang setzen.

In Sitzung 15 berichtete Ben, dass sein Vater, zu dem er keine gute Beziehung hatte, gerade verstorben sei. Dieses Ereignis löste viele negative Kindheitserinnerungen aus,

z. B. an Situationen, in denen sein Vater betrunken nach Hause gekommen und körperlich aggressiv geworden sei. Außerdem berichtete der Patient in Sitzung 17, dass er als Testamentsvollstrecker kontaktiert worden sei, um die Beerdigung seines Vaters zu organisieren. Ben signalisierte, dass er sich von den Gefühlen der Traurigkeit, Ohnmacht, Wut und Frustration überwältigt fühlte.

Im digitalen Navigationssystem zeigte sich diese Krise durch eine Verschlechterung des symptomatischen Fortschritts, gemessen mit der Hopkins Symptom Checklist – Short Form (HSCL-11; Lutz et al. 2021; →Abb. 3.4, A). Ben's Therapeutin konnte neben dem Bericht des Patienten die Verschlechterung in der Symptomkurve verfolgen, welche zu diesem Zeitpunkt nicht mehr mit dem erwarteten Behandlungsverlauf übereinstimmte, der automatisch auf der Grundlage eines Archivdatensatzes und eines *Machine Learning* Algorithmus (nearest Neighbour Ansatz; →Abb. 3.4, B) berechnet wurde. Für jede Sitzung wird im TTN ein dynamischer Grenzwert berechnet, welcher auf den Angaben der Patient:innen in den Sitzungsbögen beruht. Sobald Ben mehr Stress und psychische Belastung als erwartet in den Sitzungsbögen angibt (→Abb. 3.4 nach Sitzung 15), wird dies seiner Therapeutin signalisiert (engl. Off-track), da eine solche Veränderung mit einem erhöhten Risiko für ein negatives Therapieergebnis einhergeht (C; →Abb. 3.4).

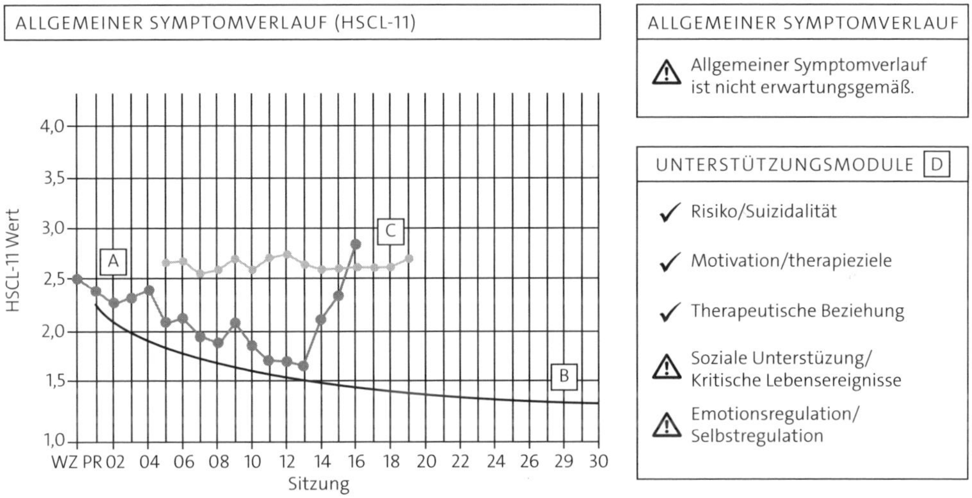

Abb. 3.4: Personalisiertes Feedback zum Symptomverlauf während einer Behandlung.

Anmerkung. A: Individueller Symptomverlauf für das Fallbeispiel Ben; B: erwarteter Symptomverlauf; C: Ben überschreitet in der 16. Therapiesitzung mit seinen Symptomwerten den Grenzwert und wird damit zu einem Risikopatienten für ein schlechtes Therapieergebnis; D: Therapiemodule, die entsprechend der Problembereiche der Patient:innen freigeschaltet werden.

Neben dem optischen Signal an die Therapeut:innen aktiviert das Überschreiten des Schwellenwertes modularisierte Unterstützungstools, die auf Bereiche mit unerwarteter Stagnation oder sogar Verschlechterung abzielen (D; Abb. 3.4). Die Module versorgen Therapeut:innen mit Vorschlägen, wie sie ein klareres Verständnis des therapeutischen Problems erlangen können, und geben Empfehlungen für mögliche Interventionen, einschließlich Arbeitsblättern, Audiodateien, Videos und/oder Anweisungen. Die Module decken fünf Bereiche ab, darunter (1) Risikoeinschätzung, (2) Motivation und Behandlungsziele, (3) therapeutische Beziehung, (4) soziale Unterstützung und Lebensereignisse und (5) Emotionsregulation und Problemlösung. In unserem Fallbeispiel Ben hatte die Therapeutin Zugang zu den Modulen kritische Lebensereignisse sowie Emotionsregulierung und Problemlösung (E, Abb. 3.4). Um diese Probleme anzugehen, erarbeitete die Therapeutin gemeinsam mit Ben eine Liste individueller Fähigkeiten zur Emotionsregulation, um sein Stress- und Anspannungsniveau zu senken. Außerdem wurde Ben dabei unterstützt, eigene Bedürfnisse wahrzunehmen und diese gegenüber anderen Familienmitgliedern zum Ausdruck zu bringen.

Das Fallbeispiel Ben demonstriert die klinische Anwendung des TTN, insbesondere die Empfehlungen vor Therapiebeginn und die adaptiven Entscheidungen während der laufenden Behandlung. Eine empirisch fundierte systematische Unterstützung ist im klinischen Alltag wichtig, da Therapeut:innen den Fortschritt oder das Fehlen eines solchen im Verlauf einer Behandlung nicht genau vorhersagen können (z. B. Walfish et al. 2012). Daher sollten Therapeut:innen während der klinischen Ausbildung eine gute Einschätzung ihrer eigenen Grenzen entwickeln und dazu befähigt werden, psychometrisches Feedback in ein kohärentes Behandlungskonzept zu integrieren (z. B. Meehl 1973). Klar ist aber auch, dass empirische Empfehlungen auf Algorithmen beruhen und dass Empfehlungen sorgfältig geprüft werden müssen. Dies kann dann im Einzelfall auch bedeuten, dass der/die Kliniker:in nach einer reflektierenden Beurteilung dem systembasierten Feedback nicht folgt (Lutz et al. 2022).

MERKE

Der Trierer Therapie Navigator (TTN) ist ein Beispiel für ein computergestütztes Feedbacksystem, welches bereits in der Praxis eingesetzt wird. Zur Fallkonzeption und Therapieplanung zu Beginn einer Behandlung liefert das System eine datengestützte, personalisierte Strategieempfehlung und schätzt die Abbruchwahrscheinlichkeit ein. Außerdem fokussiert der TTN auf die (Echtzeit-)Veränderungen der Patient:innen während einer laufenden Behandlung und empfiehlt je nach Problematik modularisierte Unterstützungstools. Eine grundlegende therapeutische Kompetenz stellt die Integration von solchen psychometrischen Feedback- und Navigationssystemen in ein kohärentes Behandlungskonzept dar.

3.3 Diskussion und Ausblick

Das oben beschriebene Behandlungskonzept, einschließlich der theoretischen und klinischen Komponenten sowie des TTN, wurde über einen längeren Zeitraum in der Ambulanz der Universität Trier sowie dem angegliederten Aus- und Weiterbildungszentrum entwickelt. Im folgenden Abschnitt erörtern wir einige technische und konzeptionelle Aspekte sowie Umsetzungsfragen, die für Psychotherapeut:innen, Ausbildungsteams (z. B. Supervisor:innen) und Forscher:innen hilfreich sein könnten, welche eine ähnliche Struktur und Vorgehensweise in ihrem Praxis- und/oder Forschungs- oder Weiterbildungskontext einführen wollen. Natürlich lassen sich vergleichbare Elemente in der Routineversorgung auch mit erheblich geringerem technischem Aufwand umsetzen. Abschließend verweisen wir auf aktuelle und möglicherweise zukünftige Entwicklungen, welche die Weiterentwicklung der personalisierten Psychotherapie vorantreiben könnten.

3.3.1 Akzeptanz und Implementation

Damit die Integration eines Feedback-Systems in der klinischen Praxis erfolgreich sein kann, sind Fragen der Implementierung unter Routinebedingungen wichtig. Seit der frühen Entwicklungs- und Implementierungsphase des Monitoringsystems in der Ambulanz der Universität Trier vor einem Jahrzehnt wurden die Therapeut:innen in Trier routinemäßig über die konzeptionellen Ideen, die damit verbundene Forschung und die praktische Anwendung des TTN informiert und in die Entwicklung eingebunden. Anfänglich berichteten Therapeut:innen, dass sie sich von dem System überfordert fühlten und Schwierigkeiten hatten, die Informationen angemessen zu verarbeiten. Einige hatten Angst, Fehler zu machen. Unserer Erfahrung nach ist es wichtig, die Sorgen, Ängste und Bedürfnisse der Therapeut:innen ernst zu nehmen und eine entsprechend angemessene Aus- und Weiterbildung sowie eine kontinuierliche Unterstützung anzubieten.

Für die Umsetzung einer datengestützten klinischen Praxis, wie sie oben beschrieben wurde, ist eine gewisse technische Ausstattung zwar nicht notwendig, aber hilfreich. Dazu benötigt jeder Therapieraum eine technische Infrastruktur zur routinemäßigen Auswertung der Daten von Patient:innen und Therapeut:innen (z. B. Tablet oder Computer). Es sei darauf hingewiesen, dass in Kontexten, in denen die Forschung keine zentrale Rolle spielt (z. B. niedergelassene Kolleg:innen in eigener Praxis), mit einfacheren Systemen und/oder Papier und Bleistift gearbeitet werden kann. In solchen Fällen lassen sich entsprechende »low tech« Adaptionen vornehmen.

Im Forschungs-, Aus- und Weiterbildungskontext ist ein Videosystem zusätzlich hilfreich, um videobasierte Supervisionen anbieten zu können und möglicherweise Videos zu Forschungszwecken zu verwenden, sofern die Patient:innen und Therapeut:innen zustimmen. Für die Videoaufzeichnung von Therapeut:innen und Patient:innen werden optimalerweise jeweils zwei Kameras eingesetzt und über eine Software die Aufnahmen automatisch kombiniert, so dass beide Parteien im Video der Sitzung nebeneinander und zeitlich parallel zu sehen sind.

Zukünftig können mit Hilfe eines solchen Setups und durch neue Erweiterungen mittels Algorithmen der künstlichen Intelligenz verschiedenste Parameter aus den Video- und Audioaufzeichnungen automatisiert identifiziert und relevante Zielkriterien frühzeitig vorhergesagt werden (z. B. Baur et al. 2020; Bennemann et al. 2022; Tanana et al. 2021). Die automatisierte Echtzeiterkennung von Emotionen und dem Erregungsniveau der Akteure bilden hierbei nur zwei von vielen Anwendungsmöglichkeiten eines solchen multimodalen Vorgehens. Über eine unmittelbare Rückmeldung dieser Informationen kann zum einen die Ausbildung neuer Psychotherapeut:innen nachhaltig verbessert und können zum anderen psychotherapeutische Behandlungen insgesamt auf eine größere Bandbreite empirischer Informationen zurückgreifen.

Außerdem werden eine Software und eine dazugehörige Datenbank benötigt, die psychometrische Daten in kohärentes Feedback umwandeln kann, das für Therapeut:innen, Supervisor:innen und Patient:innen (hier natürlich in Zusammenarbeit mit den Therapeut:innen) zugänglich ist. Eine Möglichkeit ist der beschriebene TTN, der interessierten Nutzer:innen kostenlos über GitHub zur Verfügung steht und auch bald in einer einfacheren Version für niedergelassene Kolleg:innen veröffentlicht werden soll (https://github.com/Psykli/Trier_Treatment_Navigator). Weitere Möglichkeiten diskutieren Lutz et al. (2019).

Schließlich müssen Therapeut:innen über ein gewisses Grundwissen über psychometrische Konzepte verfügen bzw. dieser Aspekt muss in der klinische Aus- und Weiterbildung stärker betont werden, um die Rückmeldungen interpretieren und die Implikationen der Empfehlungen einordnen zu können. Ergebnismonitoring und Navigationssysteme sind technische Add-ons, die ihr Potenzial nur dann entfalten können, wenn sie von klinisch und wissenschaftlich gut ausgebildeten Therapeut:innen genutzt werden können.

Neben den psychometrischen Kenntnissen ist natürlich ein gekonnter Umgang mit schwierigen Therapiesituationen gerade bei Patient:innen mit einem Risiko für einen negativen Therapieverlauf wichtig. Dementsprechend sollten spezifische therapeutische Fertigkeiten bewusst außerhalb des Patientenkontakts geübt werden (vgl. Rousmaniere et al. 2017 zum Konzept der »deliberate practice«[2]). Dabei hat sich der Einsatz von Schauspielpatient:innen als effektiv erwiesen (Deisenhofer et al. 2021). Ein Übungsablauf könnte zum Beispiel wie folgt gestaltet sein:

2 Deliberate Practice (DP) ist eine evidenzbasierte Lernmethode, welche Spitzenkräfte aus verschiedenen Bereichen nutzen, um Fachwissen zu erlangen. Empirische Untersuchungen legen nahe, dass DP die Effektivität und Effizienz auch in der psychotherapeutischen Aus- und Weiterbildung verbessern kann. Es handelt sich um einen bewussten und reflektierten Lernprozess, welcher das Üben von einzelnen Fertigkeiten mit einer fortlaufenden Leistungsbeurteilung via unmittelbarem Feedback kombiniert (z. B. Rousmaniere et al. 2017).

1. Abspielen eines kurzen Videos, das eine Therapiesituation darstellt, die durch den TTN als problematisch in der laufenden Therapie identifiziert wurde. Die Situationen werden von Schauspielpatient:innen gespielt.
2. Der/die Therapeut:in reagiert auf die Therapiesituation als ob Sie dem/der Patient:in gegenüber sitzen würde. Diese therapeutische Reaktion wird auf Video aufgezeichnet.
3. Anhand einer standardisierten Skala wird die Videosequenz hinsichtlich des therapeutischen Kommunikationsverhaltens bewertet.
4. Mitnahme dieses Feedbacks zur Reflektion in die Supervision.

Dieses Verfahren findet sich auch in mehreren Kursen des theoretischen Curriculums der Ausbildungsambulanz der Universität Trier wieder, in denen Videos und Konzepte gezeigt und klinische Fertigkeiten in einer Gruppe von Auszubildenden trainiert und bewertet werden.

Eine Möglichkeit, Offenheit für ungünstige Therapieverläufe zu etablieren, ist es, einen Runden Tisch ergänzend zum psychometrischen Feedback anzubieten. In unserer Ausbildungsambulanz handelt sich um ein monatliches Treffen, zu dem alle Therapeut:innen eingeladen werden, die zu Patient:innen eine Rückmeldung für einen ungünstigen Therapieverlauf bekommen haben. Eines der Ziele ist es zu verhindern, dass die Aus- und Weiterbildungskandidat:innen sich mit dem psychometrischen Feedback überfordert fühlen. Zur Vorbereitung auf den Runden Tisch erhalten die Therapeut:innen die folgenden Reflexionsfragen:

- Stimmt das Feedback mit Ihrem klinischen Eindruck überein? Woher wissen Sie, dass es in diesem Bereich Probleme gibt?
- Warum glauben Sie, dass der/die Patient:in keine Fortschritte macht (bzw. wieder auf den Weg gekommen ist, falls zutreffend)?
- Gibt es aus Ihrer klinischen Sicht Kontraindikationen für die Arbeit an diesen Bereichen?
- Wann könnten Sie diese Bereiche in der Sitzung ansprechen? Und wie?
- Wie sind Sie mit den vorgeschlagenen Interventionen umgegangen? Haben Sie welche ausgewählt und eingesetzt? Wenn ja, warum gerade diese?
- Hat das Feedback Fragen für Ihren/Ihre Supervisor:in aufgeworfen?
- Hat das Feedback Fragen für die Feedback-Runde aufgeworfen?

Lernziel ist es, dass die Psychotherapeut:innen kompetent mit schwierigen Therapieprozessen umgehen und das psychometrische Feedback in ein kohärentes klinisches Konzept integrieren können. Darüber hinaus werden die Therapeut:innen in Ausbildung ermutigt, sich klar zu machen, dass der TTN zwar ein Unterstützungssystem beruhend auf Wahrscheinlichkeiten und aktuellen Forschungsbefunden darstellt, allerdings auch eine Ablehnung, der auf dem Algorithmus basierenden Vorschläge sinnvoll sein kann und möglich ist, wenn ein gut reflektiertes Urteil zu dieser Entscheidung führt (Lutz et al. 2022). Unsere Erfahrung zeigt, dass diese Gesprächsrunden zu lebhaften Diskussionen und Austausch unter Therapeut:innen führen, was die berufliche Sozialisation als wissenschaftlich ausgebildete Therapeut:innen sowie den praktischen Lernprozess und ein verbessertes therapeutisches Vorgehen fördert.

MERKE Wichtige Aspekte, die eine erfolgreiche Implementierung eines Feedbacksystems in die klinische Praxis fördern:

- Umfangreiche technische Infrastruktur der Praxis- und Therapieräume
- Einrichtung einer Videoanlage zur Aufzeichnung von Therapiesitzungen
- Anschaffung einer geeigneten Software und Aufbau einer Datenbank
- Ausbildung von klinisch und wissenschaftlich trainierten Therapeut:innen
- Einsatz von »deliberate practice« zum Training spezifischer therapeutischer Fertigkeiten
- Etablierung eines Runden Tisches zum Austausch über ungünstige Therapieverläufe

3.3.2 Ausblick

Dieses Kapitel versucht das Potential einer evidenzgestützten und personalisierten psychotherapeutischen Praxis sowie Aus- und Weiterbildung deutlich zu machen. Zentral stützt sich ein solches Therapiekonzept zunächst klinisch auf empirisch untersuchte therapeutische Prozesse, Strategien und Module. Dieser Fokus erlaubt eine Weiterentwicklung der psychotherapeutischen Praxis zu einem transtheoretischen und transdiagnostischen Ansatz, der zusätzlich auf das kontinuierliche Monitoring des Fortschritts und die gezielte ergänzende Anwendung evidenzbasierter therapeutischer Module bei Patient:innen mit einem Risiko für ein negatives Therapieergebnis aufbaut (Lutz et al. 2022; Lutz & Rief 2022). Auf diese Weise lassen sich neue konzeptionelle und methodische Entwicklungen der Psychotherapieforschung »on time« in die klinische Praxis integrieren. Eine moderne Psychotherapie erfordert in zunehmendem Maße, dass der Behandlungsfortschritt gemessen und den Therapeut:innen zurückgemeldet wird. Das bedeutet, dass Therapeut:innen in der Lage sein müssen, diese Informationen zu interpretieren und in ihr Therapiekonzept zu integrieren. Diese beiden neuen Entwicklungen erfordern entsprechend ein hohes Maß an therapeutischer Flexibilität und Kompetenz auf mehreren Ebenen, was die klassischen, an einer Theorie und einer Schule orientierten Behandlungsansätze, ergänzt. Dieses zweistufige therapeutische Denken gewährleistet eine aktuelle und qualitativ hochwertige klinische Praxis sowie Aus- und Weiterbildung. Andererseits hat auf diese Weise die Praxis auch einen direkten Einfluss auf die Psychotherapieforschung, indem sie relevante Forschungsbereiche und wichtige Themen identifiziert, die einer weiteren Untersuchung bedürfen. Diese Kombination von klinischer und wissenschaftlicher Perspektive stellt sicher, dass die Forschung auch in der Routineversorgung ankommt und gleichzeitig auch von dort neue Impulse erhält, damit Konzepte weiterentwickelt und die allseits beklagte Wissenschaftler-Praktiker-Kluft verringert werden kann (z. B. Lutz et al. 2022).

3.4 Literatur

Barkham, M. & Lambert, M. J. (2021). The efficacy and effectiveness of psychological therapies. In M. Barkham, W. Lutz & L. G. Castonguay (Hrsg.), *Bergin and Garfield's Handbook of Psychotherapy and Behavior Change* (7. Aufl., S. 135–190). Wiley.

Barkham, M., Lutz, W. & Castonguay, L. G. (Hrsg.). (2021). *Bergin and Garfield's Handbook of Psychotherapy and Behavior Change* (7. Aufl.). Wiley.

Barkham, M., Lutz, W., Lambert, M. J. & Saxon, D. (2017). Therapist effects, effective therapists, and the law of variability. In L. G. Castonguay & C. Hill, C. *How and why are some therapists better than others? Understanding therapist effects.* (S. 13–36). American Psychological Association.

Barlow, D. H., Farchione, T. J., Bullis, J. R., Gallagher, M. W., Murray-Latin, H., Sauer-Zavala, S., Bentley, K. H., Thompson-Hollands, J., Conklin, L. R., Boswell, J. F., Ametaj, A., Carl, J. R., Boettcher, H. T. & Cassiello-Robbins, C. (2017). The unified protocol for transdiagnostic treatment of emotional disorders compared with diagnosis-specific protocols for anxiety disorders: A randomized clinical trial. *JAMA Psychiatry*, *74*(9), 875–884.

Brakemeier, E. & Herpertz, S. C. (2019). Innovative Psychotherapieforschung: auf dem Weg zu einer evidenz- und prozessbasierten individualisierten und modularen Psychotherapie. *Nervenarzt* 90, 1125–1134.

Baur, T., Clausen, S., Heimerl, A., Lingenfelser, F., Lutz, W. & André, E. (2020). NOVA: A Tool for Explanatory Multimodal Behavior Analysis and Its Application to Psychotherapy. In Y. M. Ro, W.-H. Cheng, J. Kim, W.-T. Chu, P. Cui, J.-W. Choi, M.-C. Hu & W. de Neve (Hrsg.), *MultiMedia modeling: 26th international conference, MMM 2020, Daejeon, South Korea, January 5–8, 2020: Proceedings* (Bd. 11962, S. 577–588). Springer.

Bennemann, B., Schwartz, B., Giesemann, J. & Lutz, W. (2022). Predicting patients who will drop out of out-patient psychotherapy using machine learning algorithms. *The British Journal of Psychiatry*, *220*(4), 192–201.

Beutler, L. E., Harwood, T. M., Bertoni, M. & Thomann, J. (2006). Systematic Treatment Selection and Prescriptive Therapy. In *A casebook of psychotherapy integration* (S. 29–41). American Psychological Association.

Boyle, K., Deisenhofer, A.-K., Rubel, J. A., Bennemann, B., Weinmann-Lutz, B. & Lutz, W. (2020). Assessing treatment integrity in personalized CBT: The inventory of therapeutic interventions and skills. *Cognitive Behaviour Therapy*, *49*(3), 210–227.

Bronisch, T., Hiller, W., Mombour, W. & Zaudig, M. (1996). *International diagnostic checklists for personality disorders according to ICD-10 and DSM-IV – IDCL-P.* Seattle, WA: Hogrefe and Huber Publishers.

Caspar, F. (2019). Plan Analysis and the Motive-Oriented Therapeutic Relationship. In U. Kramer (Hrsg.), *Case Formulation for Personality Disorders: Tailoring Psychotherapy to the Individual Client* (S. 265–290). Elsevier.

Caspar, F (2022). Optimizing psychotherapy with Plan Analysis. In T. D. Eells (Ed.), Handbook of Psychotherapy Case Formulation (Third Edition) (pp. 209-251). Guilford.

Castonguay, L. G., Constantino, M. J. & Beutler, L. E. (2019). *Principles of Change: How Psychotherapists Implement Research in Practice.* Oxford University Press.

Cohen, Z. D., Delgadillo, J. & DeRubeis, R. (2021). Personalized treatment approaches. In *Bergin and Garfield's handbook of psychotherapy and behavior change* (S. 673–703). Wiley.

Conway, C. C., Forbes, M. K., Forbush, K. T., Fried, E. I., Hallquist, M. N., Kotov, R., Mullins-Sweatt, S. N., Shackman, A. J., Skodol, A. E., South, S. C., Sunderland, M., Waszczuk, M. A., Zald, D. H., Afzali, M. H., Bornovalova, M. A., Carragher, N., Docherty, A. R., Jonas, K. G., Krueger, R. F., … Eaton, N. R. (2019). A hierarchical taxonomy of psychopathology can transform mental health research. *Perspectives on psychological science*, *14*(3), 419–436.

Crits-Christoph, P., Connolly Gibbons, M. B. & Mukherjee, D. (2021). Psychotherapy process-outcome research. In M. Barkham, W. Lutz & L. G. Castonguay (Hrsg.), *Bergin and Garfield's Handbook of Psychotherapy and Behavior Change* (7. Aufl., S. 263–296). Wiley.

Cuijpers, P., Reijnders, M. & Huibers, M. J. H. (2019). The Role of Common Factors in Psychotherapy Outcomes. *Annual review of clinical psychology, 15*, 207–231.

de Jong, K., Conijn, J. M., Gallagher, R. A. V., Reshetnikova, A. S., Heij, M. & Lutz, M. C. (2021). Using progress feedback to improve outcomes and reduce drop-out, treatment duration, and deterioration: A multilevel meta-analysis. *Clinical Psychology Review, 85*, 102002.

Deisenhofer, A.-K., Delgadillo, J., Rubel, J. A., Böhnke, J. R., Zimmermann, D., Schwartz, B. & Lutz, W. (2018). Individual treatment selection for patients with posttraumatic stress disorder. *Depression and anxiety, 35*(6), 541–550.

Deisenhofer, A.-K., Meyer, L., Schaffrath, J., Weinmann-Lutz, B., Poster, K., Bennemann, B., Prinz, J. & Lutz, W. (2021). Vermittlung psychotherapeutischer Fertigkeiten durch die Arbeit mit Simulationspatient_innen. *Zeitschrift für Klinische Psychologie und Psychotherapie, 50*(3), 1–14.

Delgadillo, J., de Jong, K., Lucock, M., Lutz, W., Rubel, J., Gilbody, S., Ali, S., Aguirre, E., Appleton, M., Nevin, J., O'Hayon, H., Patel, U., Sainty, A., Spencer, P. & McMillan, D. (2018). Feedback-informed treatment versus usual psychological treatment for depression and anxiety: A multisite, open-label, cluster randomised controlled trial. *The Lancet Psychiatry, 5*(7), 564–572.

Delgadillo, J. & Lutz, W. (2020). A Development Pathway Towards Precision Mental Health Care. *JAMA psychiatry, 77*(9), 889–890.

DeRubeis, R. J., Cohen, Z. D., Forand, N. R., Fournier, J. C., Gelfand, L. A. & Lorenzo-Luaces, L. (2014). The Personalized Advantage Index: Translating research on prediction into individualized treatment recommendations. A demonstration. *PloS one, 9*(1), 83875.

Eubanks, C. & Goldfried, M. R. (2019). A principle-based approach to psychotherapy integration. In J. C. Norcross & M. R. Goldfried (Hrsg.), *Handbook of psychotherapy integration* (3. Auflage, S. 88–104). Oxford University Press.

First, M. B., Williams, J. B. W., Karg, R. S. & Spitzer, R. L. (2016). *User's guide for the SCID-5-CV Structured Clinical Interview for DSM-5® disorders: Clinical version* (S. xii, 158). American Psychiatric Publishing, Inc.

Fisher, A. J., Bosley, H. G., Fernandez, K. C., Reeves, J. W., Soyster, P. D., Diamond, A. E. & Barkin, J. (2019). Open trial of a personalized modular treatment for mood and anxiety. *Behaviour Research and Therapy, 116*, 69–79.

Fried, E. I. (2017). The 52 symptoms of major depression: Lack of content overlap among seven common depression scales. *Journal of Affective Disorders, 208*, 191–197.

Goldfried, M. R. (1980). Toward the delineation of therapeutic change principles. *American Psychologist, 35*(11), 991–999.

Goldfried, M. R. (2019). Obtaining consensus in psychotherapy: What holds us back? *American Psychologist, 74*(4), 484–496.

Granger, C. W. J. (1969). Investigating Causal Relations by Econometric Models and Cross-spectral Methods. *Econometrica, 37*(3), 424–438.

Grawe, K. (2004). *Psychological Therapy.* Hogrefe & Huber.

Hayes, S. C. & Hofmann, S. G. (2021). »Third-wave« cognitive and behavioral therapies and the emergence of a process-based approach to intervention in psychiatry. *World Psychiatry, 20*(3), 363–375.

Hofmann, S. G. & Hayes, S. C. (2019). The Future of Intervention Science: Process-Based Therapy. *Clinical Psychological Science, 7*(1), 37–50.

Howard, K. I., Lueger, R. J., Maling, M. S. & Martinovich, Z. (1993). A phase model of psychotherapy outcome: Causal mediation of change. *Journal of Consulting and Clinical Psychology, 61*(4), 678–685.

Howard, K. I., Moras, K., Brill, P. L., Martinovich, Z. & Lutz, W. (1996). Evaluation of psychotherapy: Efficacy, effectiveness, and patient progress. *American Psychologist, 51*(10), 1059–1064.

Huibers, M. J. H., Lorenzo-Luaces, L., Cuijpers, P. & Kazantzis, N. (2021). On the road to personalized psychotherapy: A research agenda based on cognitive behavior therapy for depression. *Frontiers in Psychiatry, 11.*

Kazantzis, N., Luong, H. K., Usatoff, A. S., Impala, T., Yew, R. Y. & Hofmann, S. G. (2018). The processes of cognitive behavioral therapy: A review of meta-analyses. *Cognitive Therapy and Research, 42*(4), 349–357.

Knox, S. & Hill, C. E. (2021). Training and Supervision in Psychotherapy: What We Know and Where We Need to Go. In M. Barkham, W. Lutz & L. G. Castonguay (Hrsg.), *Bergin and Garfild's Handbook of Psychotherapy and Behavior Change* (7. Aufl., S. 327–350). Wiley.

Lambert, M. J., Hansen, N. B. & Finch, A. E. (2001). Patient-focused research: Using patient outcome data to enhance treatment effects. *Journal of Consulting and Clinical Psychology, 69*(2), 159–172.

Lambert, M. J., Whipple, J. L. & Kleinstäuber, M. (2018). Collecting and delivering progress feedback: A meta-analysis of routine outcome monitoring. *Psychotherapy (Chicago, Ill.), 55*(4), 520–537.

Lutz, W. & Barkham, M. (2015). Therapist Effects. In R. Cautin & S. Lilienfeld (Hrsg.), *The Encyclopedia of Clinical Psychology* (S. 1–6). Wiley-Blackwell.

Lutz, W., Castonguay, L. G., Lambert, M. J. & Barkham, M. (2021). Traditions and new beginnings: Historical and current perspectives on research in psychotherapy and behavior change. In M. Barkham, W. Lutz & L. G. Castonguay (Hrsg.), *Bergin and Garfield's Handbook of Psychotherapy and Behavior Change* (7. Aufl., S. 3–18). Wiley.

Lutz, W., De Jong, K., Rubel, J. A. & Delgadillo, J. (2021). Measuring, predicting and tracking change in psychotherapy. In M. Barkham, W. Lutz & L. G. Castonguay (Hrsg.), *Bergin and Garfield's Handbook of Psychotherapy and Behavior Change* (7. Aufl., S. 89–133). Wiley.

Lutz, W., Deisenhofer, A.-K., Rubel, J., Bennemann, B., Giesemann, J., Poster, K. & Schwartz, B. (2021). Prospective evaluation of a clinical decision support system in psychological therapy. *Journal of Consulting and Clinical Psychology.*

Lutz, W., Deisenhofer, A.-K., Weinmann-Lutz, B. & Barkham, M. (2022). Data-informed clinical training and practice. In L. G. Castonguay & C. E. Hill (Hrsg.), *Training in psychotherapy: Learning, improving, and supervising therapeutic skills.* American Psychological Association.

Lutz, W., Neu, R. & Rubel, J. A. (2019). *Evaluation und Effekterfassung in der Psychotherapie.* Hogrefe Verlag.

Lutz, W. & Rief, W. (2022). Wie kann eine Transtheoretische Psychotherapie-Weiterbildung in Deutschland aussehen? [submitted].

Lutz, W., Schwartz, B. & Delgadillo, J. (2022). Measurement-based and data-informed psychological therapy. *Annual Review of Clinical Psychology.*

Lutz, W., Schwartz, B., Hofmann, S. G., Fisher, A. J., Husen, K. & Rubel, J. A. (2018). Using network analysis for the prediction of treatment dropout in patients with mood and anxiety disorders: A methodological proof-of-concept study. *Scientific reports, 8*(1), 7819.

Meehl, P. E. (1973). Why I do not attend case conferences. In P. E. Meehl (Hrsg.), *Psychodiagnosis: Selected papers* (S. 225–302). University of Minnesota Press.

Ng, M. Y., Schleider, J. L., Horn, R. L. & Weisz, J. R. (2021). Psychotherapy for children and adolescents: From efficacy to effectiveness, scaling, and personalizing. In M. Barkham, W. Lutz & L. G. Castonguay (Hrsg.), *Bergin and Garfield's handbook of psychotherapy and behavior change* (7. Auflage, S. 625–670). Wiley.

Norcross, J. C. & Lambert, M. J. (2019). Psychotherapy Relationships that Work: Volume 1: Evidence-Based Therapist Contributions. Oxford University Press.

Orlinsky, D. E. & Howard, K. I. (1978). The relation of process to outcome in psychotherapy. In A. E. Bergin & S. L. Garfield (Hrsg.), *Handbook of psychotherapy and behavior change* (2. Aufl., S. 283–330). Wiley.

Rief, W. (2021). Moving from tradition-based to competence-based psychotherapy. *Evidence-based mental health, 24*(3), 115–120.

Rief, W. & Strauß, B. (2021). Ein verfahrensübergreifendes Modell für psychische Störungen als Grundlage der Therapieplanung. In W. Rief, E. Schramm & B. Strauß (Hrsg.), *Psychotherapie* (S. 57–74). Elsevier.

Rousmaniere, T., Goodyear, R. K., Miller, S. D. & Wampold, B. E. (2017). *The Cycle of Excellence: Using Deliberate Practice to Improve Supervision and Training*. John Wiley & Sons.

Rubel, J. A., Fisher, A. J., Husen, K. & Lutz, W. (2018). Translating Person-Specific Network Models into Personalized Treatments. *Psychotherapy and psychosomatics, 87*(4), 249–251.

Rubel, J. A., Rosenbaum, D. & Lutz, W. (2017). Patients' in-session experiences and symptom change: Session-to-session effects on a within- and between-patient level. *Behaviour research and therapy, 90*, 58–66.

Saxon, D. & Barkham, M. (2012). Patterns of therapist variability: Therapist effects and the contribution of patient severity and risk. *Journal of Consulting and Clinical Psychology, 80*(4), 535–546.

Schiefele, A.-K., Lutz, W., Barkham, M., Rubel, J., Böhnke, J., Delgadillo, J., Kopta, M., Schulte, D., Saxon, D., Nielsen, S. L. & Lambert, M. J. (2018). »Reliability of therapist effects in practice-based psychotherapy research: A guide for the planning of future studies«: Correction. *Administration and Policy in Mental Health and Mental Health Services Research, 45*(6), 988–988.

Strauß, B. (2021). Therapeutische Kompetenz als (relativ) neues Thema in der Psychotherapie. In W. Rief, E. Schramm & B. Strauß (Hrsg.), *Psychotherapie* (S. 4–17). Elsevier.

Tanana, M. J., Soma, C. S., Kuo, P. B., Bertagnolli, N. M., Dembe, A., Pace, B. T., Srikumar, V., Atkins, D. C. & Imel, Z. E. (2021). How do you feel? Using natural language processing to automatically rate emotion in psychotherapy. *Behavior Research Methods, 53*(5), 2069–2082.

Uhl, J., Schaffrath, J., Schwartz, B., Poster, K. & Lutz, W. Within and between associations of clinical microskills and correct application of techniques/strategies: A longitudinal multilevel approach. *Journal of Consulting and Clinical Psychology.*

Walfish, S., McAlister, B., O'Donnell, P. & Lambert, M. J. (2012). An investigation of self-assessment bias in mental health providers. *Psychological reports, 110*(2), 639–644.

Wampold, B. E. & Imel, Z. E. (2015). *The Great Psychotherapy Debate: The Evidence for What Makes Psychotherapy Work* (2. Aufl.). Routledge.

Wampold, B. & Owen, J. (2021). Therapist Effects: History, Methods, Magnitude, and Characteristics of Effective Therapists. In M. Barkham, W. Lutz & L. G. Castonguay (Hrsg.), *Bergin and Garfiled's Handbook of Psychotherapy and Behavior Change* (7. Aufl., S. 297–326). Wiley.

Weisz, J. R., Chorpita, B. F., Palinkas, L. A., Schoenwald, S. K., Miranda, J., Bearman, S. K., Daleiden, E. L., Ugueto, A. M., Ho, A., Martin, J., Gray, J., Alleyne, A., Langer, D. A., Southam-Gerow, M. A., Gibbons, R. D. & Research Network on Youth Mental Health, and the. (2012). Testing Standard and Modular Designs for Psychotherapy Treating Depression, Anxiety, and Conduct Problems in Youth: A Randomized Effectiveness Trial. *Archives of General Psychiatry, 69*(3), 274–282.

Whipple, J. L., Lambert, M. J., Vermeersch, D. A., Smart, D. W., Nielsen, S. L. & Hawkins, E. J. (2003). Improving the effects of psychotherapy: The use of early identification of treatment and problem-solving strategies in routine practice. *Journal of counseling psychology, 50*(1), 59–68.

MORITZ ELSAEẞER, ELISABETH SCHRAMM

4 Modulare Behandlungsansätze in der ambulanten Psychotherapie

4.1 Warum Modulare Psychotherapie? Die Scientist-Practitioner-Gap als Kluft zwischen Wissenschaft und klinischer Realität

Evidenzbasierte Psychotherapien haben sich bei einem breiten Spektrum psychischer Erkrankungen als wirksam und kostengünstig erwiesen (Barkham et al. 2021). Bei den meisten evidenzbasierten Therapiemanualen handelt es sich um störungsspezifische Behandlungsprotokolle, die sich in der Regel auf die Linderung von Symptomen der primären Diagnose nach ICD oder DSM fokussieren. Die meisten Therapiesuchenden im ambulanten Bereich nehmen jedoch eine Psychotherapie in Anspruch, um störungsübergreifend zwischenmenschliche Ziele zu erreichen, ihr Wohlbefinden und Funktionsniveau zu verbessern, existentielle Probleme zu bearbeiten und ihr persönliches Wachstum zu fördern (Grosse Holtforth & Grawe 2012). Somit sind die genuinen Therapieziele von Patient:innen häufig nicht deckungsgleich mit den Zielen gängiger evidenzbasierter Manuale (Ramnerö & Jansson 2016) oder von ambulanten Psychotherapeut:innen, obwohl vorwiegend die Ziele der Patient:innen den Therapieerfolg hervorsagen (Schöttke et al. 2014). Infolgedessen berichten viele Kliniker:innen von Widerständen gegen die »übermäßig vereinfachten«, »unflexiblen«, »nicht repräsentativen« oder »fehlerhaften« Manuale und betrachten die Verwendung als unzureichend für ihre tägliche Arbeit . Darüber hinaus seien »umfangreiche Anstrengungen« erforderlich, um das Wissen durch fortwährende Aus- und Fortbildung auf dem neuesten Stand zu halten (Cook et al. 2017). Selbst die Teilnahme an Workshops zu evidenzbasierten Therapieansätzen hat nur einen marginalen Einfluss auf die Entscheidung von Therapeut:innen, anschließend evidenzbasierte Manuale in der Praxis zu verwenden, was u.a. zu der allseits bekannten geringen Nutzung in der Versorgung führt (Ecker et al. 2022; Frank et al. 2020).

MERKE

Im Gegensatz zu konventionellen Behandlungsprotokollen ergänzt eine Modulare Psychotherapie das eklektizistische Vorgehen der meisten Therapeut:innen, indem sie ihnen einen evidenzbasierten Behandlungsalgorithmus an die Hand gibt, mit dem die verfügbaren Behandlungsmodule als unabhängige, aber kombinierbare Funktionseinheiten systematisch integriert werden können. Dies gewährleistet eine hohe Flexibilität und Passgenauigkeit innerhalb eines systematischen Rahmenmodells für personalisierte Behandlungen.

Durch die optimale personalisierte Anpassung der Modulauswahl und -anwendung an die spezifischen Bedürfnisse und Merkmale der Patient:innen hat die Modulare Psychotherapie als Brücke zwischen störungsspezifischen und transdiagnostischen Ansätzen somit großes Potenzial, die derzeit unbefriedigenden Ergebnisse psychotherapeutischer Behandlungen in Forschung und klinischer Praxis zu verbessern.

4.1.1 Transdiagnostische und personalisierte Behandlungsansätze

Um psychische Störungen zukünftig besser behandeln zu können sind transdiagnostische und personalisierte Behandlungsansätze (→Kapitel 3) notwendig. Im Gegensatz zu herkömmlichen störungsspezifischen Behandlungsmanualen fokussieren diese über die Symptomlinderung hinaus auf die zugrundeliegenden Mechanismen, Prozesse und Faktoren, die für die Entstehung und Aufrechterhaltung psychischer Störungen (inklusive Komorbiditäten) von zentraler Bedeutung sind.

MERKE
Eine große Herausforderung bei der Entwicklung personalisierter Ansätze ist die Auswahl von Behandlungsmodulen für verschiedene Störungen und die Entscheidung, ob und in welcher Reihenfolge sie mit Standardbehandlungen kombiniert werden sollen.

Im therapeutischen Alltag bleibt es dem klinischen Urteilsvermögen und dem Fachwissen der Therapeut:innen überlassen, auf die individuellen Bedürfnisse und Charakteristika der Patient:innen einzugehen, indem störungsspezifische Interventionen durch verschiedene therapeutische Strategien und Elemente ergänzt werden. Diese Auswahl von Zusatzstrategien ist jedoch bislang nicht durch empirische Studien gestützt und daher unsystematisch und nicht evidenzbasiert (Fonagy & Luyten 2019).

Aufgrund zahlreicher Bedenken hinsichtlich der kategorialen und symptomorientierten Ausrichtung von ICD und DSM wächst der Konsens, dass die Klassifizierung, Formulierung, Behandlung und Prävention von psychischen Störungen neue Taxonomien erfordern (Barlow et al. 2013; Lyon et al. 2014). Das US-amerikanische National Institute of Mental Health (NIMH) postulierte hierzu das Konzept der Research Domain Criteria (RDoC) als mechanismenbasiertes Klassifikationssystem zur Untersuchung und Validierung transdiagnostischer und dimensionaler Konstrukte, die auf fundamentalen biopsychosozialen Systemen basieren (Cuthbert & Insel 2013; Insel & Cuthbert 2015).

MERKE
Ein transdiagnostischer Behandlungsansatz konzentriert sich auf die Identifikation zentraler maladaptiver Merkmale von Temperament, Kognition, Emotion und (interpersonellem) Verhalten. Diese liegen einem breiten Spektrum von Psychopathologie zugrunde (Harvey et al. 2004) und werden über spezifische Behandlungsmodule adressiert (Barlow et al. 2004).

Diese Module sind als unabhängige, aber kombinierbare Funktionseinheiten konzipiert (→ Kapitel 1), die grundlegenden Fähigkeiten z. B. zur Verbesserung von Emotionsregulation, sozialer Kompetenz, Empathie, Selbstmotivation o. ä. vermitteln. In diesem Sinne bietet eine modular aufgebaute Psychotherapie einen strukturierten Ansatz zur Anpassung der Behandlung an die Bedürfnisse und Charakteristika von Patient:innen, indem sie eine größere Flexibilität zur Berücksichtigung interindividueller Unterschiede ermöglicht (Weisz et al. 2012; Ng & Weisz 2016).

4.1.2 Die vergleichende Wirksamkeit von störungsspezifischen, transdiagnostischen und modularen Behandlungsansätzen

Dalgleish et al. (2020) unterschieden in ihrem Review zu transdiagnostischen Therapieansätzen zwischen:
a) Störungsspezifischen Therapieansätzen
b) Universellen transdiagnostischen Therapieansätzen
c) Modularen transdiagnostischen Therapieansätzen

Störungsspezifische Interventionen reduzieren zwar die Hauptsymptome der primären Diagnose effektiv, vernachlässigen jedoch meist andere zentrale belastende Faktoren wie bspw. komorbide Störungen (4.3.1), Folgen von frühen Traumatisierungen (4.3.1) oder eine verminderte Lebensqualität. Universelle transdiagnostische Therapieansätze hingegen berücksichtigen diese nicht-störungsspezifischen Faktoren, könnten jedoch hinsichtlich der Symptomreduktion der primären Diagnose weniger effektiv sein (Dalgleish et al. 2020). Modulare transdiagnostische Ansätze sind in der Prognose von Dalgleish und Kollegen sowohl hinsichtlich der Reduzierung störungsspezifischer Symptome als auch transdiagnostischer Faktoren effektiv und somit in einer umfassenden holistischen Evaluation am wirksamsten. Diese Vorhersage ist inhaltlich plausibel, muss jedoch zukünftig noch empirisch untermauert werden.

4.2 Bestehende Ansätze zur ambulanten Modularen Psychotherapie

Obwohl transdiagnostische und modulare Therapieansätze in den vergangenen zwanzig Jahren in der Psychotherapieforschung zunehmend Aufmerksamkeit erfahren haben, gibt es bislang nur wenig Evidenz bezüglich ihrer Wirksamkeit.

> MERKE
> Während die Forschung zu modularen Therapieansätzen bei Erwachsenen noch sehr rudimentär ist, gibt es für Kinder und Jugendliche bereits verschiedene elaboriertere Ansätze, bei der die Auswahl der Module systematisch anhand von Flussdiagrammen mit dezidierten Entscheidungspfaden getroffen wird.

So entwickelten Weisz et al. (2012) einen modularen Therapieansatz für Kinder mit Angst, Depression, Trauma oder Verhaltensproblemen (»MATCH«), der sowohl die Wirksamkeit einer manualisierten Standardbehandlung als auch die Behandlung im regulären Versorgungssystem übertraf (→Kapitel 1). Die Überlegenheit von MATCH blieb auch in einer zweijährigen Nachbeobachtung bestehen (Chorpita et al. 2013) und wurde in einer neueren Studie repliziert (Chorpita et al. 2017). Ein weiteres Beispiel ist das Programm »*Behavioural Interventions for Anxiety in Children with Autism*« (BIACA; Wood et al. 2009). Durch die Verwendung eines modularen Aufbaus und eines Algorithmus für die Auswahl der Module bietet es einen Behandlungsansatz für verschiedene Angst- und Zwangsstörungen bei Jugendlichen aus dem Autismus-Spektrum. In mehreren randomisiert-kontrollierten Studien war BIACA der Warteliste und dem regulären Versorgungssystem überlegen (z. B. Storch et al. 2013).

Im Gegensatz zu Kindern und Jugendlichen existiert aktuell für erwachsene Patient:innen kein wissenschaftlich überprüfter modularer Psychotherapieansatz, der die in Kapitel 1 dargestellten Prinzipien erfüllt. Es gibt zwar verschiedene Therapieansätze, die als »modular« bezeichnet werden, da sie eigenständig wirksame und miteinander kombinierbare Module verwenden. Diese Therapiemodule werden jedoch nicht systematisch anhand eines Behandlungsalgorithmus ausgewählt und zugeordnet und sind somit im Sinne einer strengen Definition nicht modular. Im weiteren Verlauf werden verschiedene prominente und wissenschaftlich fundierte Beispiele mit verschiedenen Graden an Systematisierung und Personalisierung vorgestellt (→Kapitel 4.2.1–4.2.3). Anschließend werden die Einschränkungen dieser bestehenden Programme diskutiert (→Kapitel 4.2.4) und der erste im definitorisch strengen Sinne (→Kapitel 1) modulare Psychotherapieansatz für erwachsene Patient:innen mit depressiven Störungen, weiteren komorbiden Diagnosen und frühen Traumatisierungen ausführlich erläutert (→Kapitel 4.3).

4.2.1 Transdiagnostische Behandlung emotionaler Störungen mit dem Unified Protocol

Da in der klinischen Versorgung häufig Patient:innen mit mehreren psychischen Störungen behandelt werden müssen, haben Barlow et al. (2004) auf der Grundlage von kognitiv-verhaltenstherapeutischen Prinzipien das »*Unified Protocol for Transdiagnostic Treatment of the Emotional Disorders*« entwickelt (→Tab. 4.1). Es wurde zur störungsübergreifenden Behandlung von emotionaler Dysregulation als zentraler Prozess bei Angststörungen, depressiven Störungen, Essstörungen, dissoziativen Störungen, somatoformen Störungen und Alkoholmissbrauch konzipiert und umfasst fünf Kernmodule (Module 3–7) sowie drei optionale Module (Module 1, 2 und 8). Jedes der Module ist für eine Dauer von ein bis zwei Sitzungen mit jeweils 50–60 Minuten Länge konzipiert und wird durch ein korrespondierendes Arbeitsheft für Patient:innen ergänzt. Eine Ausnahme bildet Modul 7 (Emotions-Exposition) mit mindestens zwei (besser vier) Sitzungen. Die Gesamtdauer des Unified Protocol beträgt somit mindestens neun Sitzungen, empfohlen werden jedoch 12–16 Sitzungen. Die Auswahl der optionalen Module erfolgt eklektizistisch anhand der Expertise und individuellen Fallkonzeption der Therapeut:innen und erfüllt somit nicht die in Kapitel 1 beschriebenen Prinzipien Modularer Psychotherapie.

Transdiagnostische Behandlung emotionaler Störungen mit dem Unified Protocol	
optional	*Modul 1: Zielsetzung und Therapiemotivation*
	Modul 2: Emotionen verstehen (Psychoedukation)
Kernmodule	Modul 3: Achtsam Emotionen wahrnehmen
	Modul 4: Kognitive Flexibilität
	Modul 5: Emotionales Verhalten bewältigen
	Modul 6: Verstehen und Bewältigen von Interozeptionen
	Modul 7: Emotions-Exposition
optional	*Modul 8: Erfolge anerkennen und Blick in die Zukunft (Rückfallprophylaxe)*

Tab. 4.1: Übersicht der Module der transdiagnostischen Behandlung emotionaler Störungen mit dem Unified Protocol.

Mittlerweile liegt das Unified Protocol als Manual für Gruppen- wie auch Einzeltherapie vor (deutsches Manual: Barlow et al. 2019) und wurde zur Behandlung von Kindern und Jugendlichen angepasst. In einer aktuellen Meta-Analyse reduziert das Unified Protocol mit kleinen bis mittleren Effekten Angst- und depressive Symptome signifikant stärker als andere aktive Interventionen (Carlucci et al. 2021). Die Anzahl randomisiert-kontrollierter Studien ist jedoch noch zu klein, um die Wirksamkeit mit ausreichender Konfidenz abschließend beurteilen zu können.

4.2.2 Shaping Healthy Minds

Ein weiteres Beispiel für modulare transdiagnostische Interventionen ohne systematischen Behandlungsalgorithmus ist »Shaping Healthy Minds« für stimmungs-, stress- und angstbezogene Störungen (→Tab. 4.2). Die Machbarkeit und Wirksamkeit wurde

SHAPING HEALTHY MINDS	
Kernmodule	
Modul 1 – Kennenlernen: Psychoedukation, Top 3 Probleme und Stärken, Therapieziele, Motivationsaufbau	Modul 2 – Emotionen verstehen: Psychoedukation zu Emotionen, Selbstbeobachtung, achtsame Emotionswahrnehmung
Optionale Module	
Modul 3 – Emotionen bewältigen und tolerieren: *Werkzeugkiste zum Umgang mit Emotionen: Entspannung, körperliche Tätigkeiten, soziale Unterstützung, Ablenkung, Selbstregulation, Akzeptanz und Toleranz*	*Modul 4 – Verhaltensaktivierung:* *Psychoedukation, Beobachtung der Aktivitäten, Planung der Aktivitäten, Verstärkung positiver Routinen*
Modul 5 – Vermeidung bewältigen: *Psychoedukation über Vermeidung, in vivo Exposition, interozeptive Exposition, Emotionsexposition*	*Modul 6 – nicht hilfreiche Gedanken bewältigen:* *Psychoedukation über Gedanken, Gedankenbeobachtung, Gedanken hinterfragen und kognitive Flexibilität, Verhaltensexperimente, Gedanken akzeptieren und tolerieren*
Modul 7 – nicht hilfreiche Gewohnheiten bewältigen: *Psychoedukation über Gewohnheiten, Selbstbeobachtung der Gewohnheiten, schrittweiser Veränderungsprozess von Gewohnheiten*	*Modul 8 – repetitives Denken überwinden:* *Psychoedukation über Rumination und Sorgen, Selbstbeobachtung, Aufbau einer Werkzeugkiste zur Bewältigung, Veränderung des Denkstils und Perspektiven, Aufmerksamkeitslenkung*
Modul 9 – aufwühlende Erinnerungen und Bilder bewältigen: *Psychoedukation über Erinnerungen und intrusive Bilder, Beobachtung der Erinnerungen, imaginative Exposition, Erinnerungen (wiedererleben und) überschreiben*	
Kernmodul:	
Modul 10 – Rückfallprophylaxe und Aufbau einer positiven Zukunft: Psychoedukation über Ausrutscher und Rückfälle, Therapiefortschritt evaluieren und Gelerntes konsolidieren, Erstellen einer Therapie-Blaupause (Rückfallprophylaxe-Plan), Zielsetzung und Zukunftspläne	

Tab. 4.2: Übersicht über die Module von Shaping Healthy Minds (Übersetzung aus dem Englischen durch die Autor:innen).

aktuell in einer randomisiert-kontrollierten Pilotstudie von Black et al. (2018) untersucht: Die modulare transdiagnostische Intervention erwies sich der Behandlung im regulären Versorgungssystem (»Treatment as Usual«) mit moderaten Effektstärken überlegen (Black et al. 2022). Analog zum Unified Protocol besteht Shaping Healthy Minds aus obligatorischen Kernmodulen (Module 1, 2 und 10) und ergänzenden optionalen Zusatzmodulen (Modle 3–9). Jedes der Module ist für eine Dauer von ein bis vier Sitzungen mit jeweils 50–60 Minuten Länge konzipiert. Die Gesamtdauer beträgt insgesamt 20 Sitzungen, da es bislang nur in standardisierten Forschungsdesigns angewendet wird. In der klinischen Anwendung sind jedoch flexiblere Therapielängen mit 11–28 Sitzungen oder mehr vorgesehen. Die Auswahl der optionalen Module erfolgt eklektizistisch anhand der individuellen Entscheidung der Therapeut:innen und erfüllt somit – wie auch das Unified Protocol – ebenfalls nicht die in Kapitel 1 beschriebenen Prinzipien Modularer Psychotherapie.

4.2.3 Modulare Kognitive Verhaltenstherapie (KVT) für körperdysmorphe Störungen

Obwohl sich körperdysmorphe Störungen durch distinkte Charakteristika wie eine geringere Krankheitseinsicht und erhöhte Prävalenz wahnhafter Vorstellungen von anderen Zwangserkrankungen unterscheiden, gibt es nur wenige spezifische Behandlungsansätze. Im Zuge dessen haben Wilhelm et al. (2013) ein Manual für die flexible und personalisierte Behandlung der körperdysmorphen Störung entwickelt. Es basiert ebenfalls auf Kernmodulen und optionalen (störungsspezifischen) Modulen, die eine breite Anwendung auch bei Vorliegen von komorbiden Störungen ermöglichen (→Tab. 4.3). Die Gesamtdauer beträgt insgesamt 18–22 Einzelsitzungen mit jeweils 60 Minuten Länge. Im Gegensatz zu den zuvor dargestellten Ansätzen basiert die Auswahl der optionalen Module nicht ausschließlich eklektizistisch auf der individuellen Expertise der Therapeut:innen. Stattdessen werden die drei störungsspezifischen Module 8–10 (Dermatillomanie/Trichotillomanie, Sorgen bezüglich Muskeln/Körperform/Gewicht, kosmetische/chirurgische Behandlungen) durch korrespondierende Subskalen eines störungsspezifischen Fragebogens (BDD-Symptom Scale, BDD-SS) aktiviert. Das optionale Modul 11 (Stimmungsmanagement) zur Behandlung von komorbider Depression wird bei entsprechender Depressivität (BDI-II-Score > 20) durchgeführt. Das optionale störungsübergreifende Modul 12 zur Motivierenden Gesprächsführung wird wiederum eingesetzt, wenn Patient:innen nach klinischer Einschätzung ambivalent oder nicht ausreichend motiviert sind.

Modulare Kognitive Verhaltenstherapie (KVT) für körperdysmorphe Störungen	
Kernmodule	Modul 1: Psychoedukation und gemeinsames Fallkonzept
	Modul 2: Motivationsaufbau
	Modul 3: Kognitive Umstrukturierung
	Modul 4: Exposition/Verhaltensexperimente und Ritualprävention
	Modul 5: Achtsamkeitsinterventionen und Wahrnehmungstraining
	Modul 6: Fortgeschrittene kognitive Umstrukturierung
	Modul 7: Rückfallprophylaxe
optional: störungs-spezifisch	*Modul 8: Dermatillomanie/Trichotillomanie* *Modul 9: Sorgen bezüglich Muskeln/Körperform/Gewicht* *Modul 10: Kosmetische/chirurgische Behandlungen* *Modul 11: Stimmungsmanagement*
optional	*Modul 12: Motivierende Gesprächsführung*

Tab. 4.3: Übersicht über die Module der Modularen Kognitiven Verhaltenstherapie (KVT) für körperdysmorphe Störungen (Übersetzung aus dem Englischen durch die Autor:innen).

4.2.4 Einschränkungen der bisherigen ambulanten modularen Therapieansätze

Das Unified Protocol und Shaping Healthy Minds sind erste Indikatoren für einen bedeutenden Paradigmenwechsel von auf einzelnen Diagnosen basierenden Ansätzen hin zu dimensionalen, transdiagnostischen und modularen Konzepten (Dalgleish et al. 2020; Insel & Cuthbert 2015). Beide Programme zeichnen sich durch die Entwicklung, Anwendung und wissenschaftliche Evaluation von eigenständigen Therapiemodulen aus, die miteinander kombiniert werden können, um Patient:innen individuell zu behandeln. Problematisch ist jedoch, dass die Zuordnung der Module zu den jeweiligen Patient:innen sowohl im Unified Protocol als auch bei Shaping Healthy Minds nicht systematisch oder standardisiert erfolgt. Analog zu dem häufig eklektizistischen Vorgehen von Behandler:innen im regulären Versorgungssystem, wählen die Therapeut:innen die Module ausschließlich intuitiv aus. Dies erfüllt nicht die Kriterien einer Modularen Psychotherapie nach der Definition aus Kapitel 1. Im Sinne eines kontinuierlichen Modells personalisierter Behandlung entspricht dies der niedrigsten Stufe der Personalisierung, da die Zuordnung weder evidenzbasiert noch systematisch theoriegeleitet erfolgt. Empfehlenswerter wäre eine theoriegeleitete Entscheidung, die auf bestehenden und anerkannten Konzepten oder auf dateninformierten oder datengetriebenen evidenzbasierten Modellen basiert (vgl. Cohen et al. 2021).

Das Manual von Williams et al. (2013) zur Modularen KVT für körperdysmorphe Störungen ist hingegen eine Mischform, da optionale Module teilweise evidenzbasiert anhand von Cut-Offs bei störungsspezifischen (Sub-)Skalen ausgewählt werden. Die Auswahl des transdiagnostischen Moduls zur Motivierenden Gesprächsführung erfolgt wiederum eklektizistisch. Darüber hinaus wird kein umfassender modularer Behandlungsalgorithmus zur Verfügung gestellt. Das Manual wurde bislang nur in zwei Studien ohne aktive Kontrollbedingung getestet, sodass der vergleichende Wirksamkeitsnachweis noch aussteht (Wilhelm et al. 2011; Wilhelm et al. 2014).

4.3 Modulare Psychotherapie für depressive Patient:innen mit komorbiden Störungen und frühen Traumatisierungen (MoBa-Studie)

Für erwachsene Patient:innen gibt es aktuell keinen überprüften modularen Psychotherapieansatz, der Therapiemodule systematisch anhand eines Behandlungsalgorithmus auswählt und zuordnet.

Um die Durchführbarkeit und Wirksamkeit einer solchen Intervention zu belegen, haben Schramm, Herpertz & Elsaeßer 2019–2023 eine modulare Intervention für Erwachsene entwickelt und in einer wissenschaftlichen randomisiert-kontrollierten Machbarkeitsstudie getestet (MoBa-Studie). Die Zielgruppe der MoBa-Studie umfasst Patient:innen, die typischerweise in der klinischen Versorgung anzutreffen sind (Häufigkeit), häufiger komorbide und heterogene Beschweren aufweisen als die üblicherweise in klinischen Studien einbezogenen Stichproben (Repräsentativität) und nicht ausreichend auf Standardverfahren ansprechen (unzureichende Wirksamkeit herkömmlicher Behandlungen).

Die Erfassung spezifischer Merkmale und Charakteristika der Patient:innen anhand eines transdiagnostischen Systems und die modulare Anpassung der Behandlung zielt darauf ab, dass der personalisierte psychotherapeutische Prozess bessere Behandlungsergebnisse hervorruft. Während die oben dargestellten Behandlungsprotokolle wie das Unified Protocol (→Kapitel 4.2.1) oder Shaping Healthy Minds (→Kapitel 4.2.2) eine möglichst breite und dafür weniger spezifische Behandlung beabsichtigen, wurde die nachfolgend beschriebene Intervention speziell für eine scharf umrissene Population entwickelt: Patient:innen mit Depression und weiteren komorbiden psychischen Störungen, die in ihrer Kindheit frühe Traumatisierungen und Kindesmisshandlungen erlebt haben. Diese Menschen profitieren häufig nicht von den herkömmlichen Standardbehandlungen und leiden deshalb oft unter stark ausgeprägten und chronifizierten Krankheitsverläufen (Nelson et al. 2017).

In ihrem Rationale zielt die untersuchte MoBa-Therapie auf eine zwischenmenschliche und emotionale Reifung ab, indem sie die Hypersensibilität gegenüber wahrgenommenen sozialen Bedrohungen und zwischenmenschliche Vermeidungsmuster überwindet und defizitäre Mentalisierungs- und Emotionsregulationsfähigkeiten verbessert. Das Grundprinzip wird durch bestehende wissenschaftliche Studien mit empirisch gestützten Behandlungen wie dem Cognitive Behavioral Analysis System of Psychotherapy für chronische Depressionen (CBASP; Schramm et al. 2006), Mindfulness Based Cognitive Therapy (MBCT; Segal et al. 2015) für die Prävention und Behandlung von Depressionen und Mentalisierungsbasierter Therapie (MBT; Bateman & Fonagy 2012) für Borderline-Persönlichkeitsstörungen unterstützt. In dem hier verwendeten Design wird eine störungsspezifische kognitive Verhaltenstherapie der Depression (Hautzinger 2013) durch transdiagnostische Therapiemodule ergänzt, die mit Hilfe spezifischer Elemente aus CBASP, MBCT und MBT an den unten beschriebenen Mechanismen ansetzen. Diese Module adressieren Defizite in drei transdiagnostischen Systemen des RDoC-Modells, die in deutlichem Zusammenhang mit einer Vorgeschichte von frühen Traumatisierungen stehen: das System negativer Valenz, das System sozialer Prozesse und das Arousal-System.

Im Folgenden wird zunächst der wissenschaftliche klinische Hintergrund erläutert, der zur Entwicklung der modularen Intervention geführt hat (→Kapitel 4.3.1). Anschließend werden das Therapiemodell (→Kapitel 4.3.2), die verschiedenen Behandlungsmodule (→Kapitel 4.3.3) und deren Integration in ein individuelles Behandlungskonzept beschrieben (→Kapitel 4.3.4) und anhand eines Fallbeispiels illustriert (→Kapitel 4.3.5).

4.3.1 Transdiagnostische Faktoren bei der Behandlung von Depression

Die Behandlung depressiver Störungen wurde vorwiegend mit Fokus auf die Primärdiagnose konzeptualisiert und erforscht. Dies hat zur Entwicklung mehrerer störungsspezifischer Ansätze wie der Kognitiven Verhaltenstherapie (KVT; Beck 1979) und der Interpersonellen Psychotherapie (IPT; Klerman et al. 1984) geführt.

MERKE

Obwohl herkömmliche Therapieansätze ihre Wirksamkeit bei unipolarer Major Depression unter Beweis gestellt haben, gibt es einen großen Anteil von Patient:innen, die von der Behandlung nicht profitieren. So erreichen mehr als die Hälfte der Patient:innen keine Response und mehr als zwei Drittel keine vollständige Remission (Cuijpers et al. 2021), selbst wenn das verwendete Verfahren den Behandlungsrichtlinien entspricht (Berlim & Turecki 2007; Holtzheimer & Mayberg 2011).

Komorbiditäten

Zu den Hauptgründen für das Nichtansprechen und die fehlende Remission gehören die interindividuelle Heterogenität der ätiologischen Mechanismen der Depression und die hohen Raten komorbider Störungen von bis zu 80 % in klinischen und epidemiologischen Studien (Kessler et al. 2005; Lamers et al. 2011; Roca et al. 2009). Insbesondere Angststörungen und Cluster-C-Persönlichkeitsstörungen sind bei der Major Depression weit verbreitet (Klein et al. 2015). Diese komorbiden Störungen sagen in der Regel schlechtere Behandlungsergebnisse (Papakostas & Fava 2007; Souery et al. 2007; Goddard et al. 2015) oder eine längere Zeit bis zur Remission voraus (Frank et al. 2011), werden jedoch häufig nicht oder nur unzureichend in gängigen Behandlungsmanualen adressiert.

Frühe Traumatisierungen

Ein zentraler transdiagnostischer Faktor in der Psychotherapie sind frühe Traumatisierungen, die mit einer Vielzahl von kognitiven, emotionalen, verhaltensbezogenen oder interpersonellen Störungen assoziiert sind. Misshandlungen in der Kindheit werden anhand der fünf WHO-Trauma-Subtypen kategorisiert: Emotionaler Missbrauch, emotionale Vernachlässigung, körperlicher Missbrauch, körperliche Vernachlässigung und sexueller Missbrauch. Das am häufigsten verwendete Instrument zur Erfassung ist der Selbstberichtsfragebogen »Childhood Trauma Questionnaire« (CTQ; Bernstein et al. 2003), der frühe Traumatisierungen vor dem 18. Lebensjahr erfasst und verschiedene Schweregrade unterscheidet. Bei depressiven Störungen sind frühe Traumatisierungen mit ca. 46 % Inzidenz hochprävalent (Nelson et al. 2017), bei früh einsetzenden und persistierenden Depressionen mit bis zu 80 % (Struck et al. 2020; Wiersma et al. 2009). Insbesondere emotionale Misshandlungen (Missbrauch, Vernachlässigung) scheinen mit der Entwicklung depressiver Störungen assoziiert zu sein (Humphreys et al. 2020; Infurna et al. 2016; Mandelli et al. 2015; Bausch et al. 2020). Personen mit frühen Traumatisierungen haben ein 2.7- bis 3.7-fach erhöhtes Depressionsrisiko im Erwachsenenalter, einen früheren Krankheitsbeginn, und ein doppelt so hohes Risiko, einen chronischen oder behandlungsresistenten Verlauf zu entwickeln (Nelson et al. 2017). Frühe Traumatisierungen wurden zusätzlich mit einem erhöhten Risiko für komorbide Störungen in Verbindung gebracht (Teicher & Samson 2013; Wiersma et al. 2009).

MERKE

Bei der Behandlung mit Psychotherapie und Pharmakotherapie ist die Wahrscheinlichkeit des Nichtansprechens bei depressiven Patient:Innen mit frühem Trauma 1.9-mal höher als bei Patient:innen ohne frühem Trauma (Nelson et al. 2017). Insgesamt deuten zahlreiche Studienergebnisse darauf hin, dass frühe zwischenmenschliche Traumatisierungen die Behandlung von Depressionen erschwert und die Wirkung herkömmlicher psychotherapeutischer oder pharmakologischer Therapieansätze verringert (Shirk et al. 2014).

Einige neuere Ansätze wie eine traumasensitive MBCT (Schramm et al. 2022) oder das CBASP zeigen jedoch vielversprechende Ergebnisse in der Subgruppe depressiver Patient:innen mit frühem Trauma.

Folgen von frühen Traumatisierungen auf das psychosoziale Funktionsniveau

Es gibt zunehmend Belege dafür, dass interpersonelle Traumata sowohl bei Kindern, Jugendlichen als auch bei Erwachsenen mit Schwierigkeiten in psychosozialen Bereichen verbunden sind (Shirk et al. 2014). Neben anderen Folgeerscheinungen führen frühe Traumatisierungen in der Regel zu ausgeprägtem Vermeidungsverhalten (Klein et al. 2015) mit negativen sozialen Folgen und zu einer Verzögerung der emotionalen Reifung (McCullough et al. 2015). Diese Defizite äußern sich in einer Hyperreagibilität auf soziale Bedrohungen, d.h. einer hohen Empfindlichkeit und ängstlichen Erwartung gegenüber sozialer Ablehnung mit nachfolgender Überreaktion (Bertsch et al. 2017; Chu et al. 2016; Herpertz et al. 2014; Bertsch et al. 2013). Darüber hinaus sind sie mit Vermeidungsverhalten (Shapero et al. 2014; Erhardt & Spoonmaker 2013), mangelnder Empathie (Schnell & Herpertz 2018; Schnell et al. 2011; Mattern et al. 2015), sowie emotionaler Dysregulation assoziiert (Weissmann et al. 2019; Cloitre et al. 2008). Diese psychosozialen Defizite werden durch gemeinsame Hirnschaltkreise für Emotions- und Aufmerksamkeitsregulation, Angst und Mentalisierung vermittelt, was darauf hindeutet, dass Anomalien in diesen Systemen durch frühe Traumatisierungen induziert werden könnten (Lippard & Nemeroff 2020; Bock et al. 2015). Trotz dieser schwerwiegenden Folgen und ihrer wichtigen Implikationen für die Behandlung gehen störungsspezifische Ansätze für Depressionen wie KVT oder IPT nicht speziell auf die Rolle von frühen Traumatisierungen und die betroffenen transdiagnostischen Funktionsdimensionen ein.

4.3.2 Das MoBa-Therapiemodell zur Behandlung von Depressionen, komorbiden Störungen und frühen Traumatisierungen

Das MoBa-Behandlungsrationale umfasst vier verschiedene Ebenen: Transdiagnostische störungsrelevante Domänen; deren standardisierte Erfassung durch Selbstberichtfragebögen; die Formulierung von domänen-spezifischen Therapiezielen und die Zuordnung von komplementären Therapiemodulen zur personalisierten Behandlung (→Abb. 4.1). Zunächst werden mit Hilfe spezifischer Fragebögen drei transdiagnostischen RDoC-Domänen erfasst, die mit depressiven Störungen und frühen Traumatisierungen assoziiert sind:

1. Falls im negativen Valenz-System mit Hilfe des Rejection Sensitivity Questionnaires (RSQ; deutsch: Zurückweisungsempfindlichkeit; Downey & Feldmann 1996)

eine übermäßige Reaktion auf soziale Bedrohungen und eine daraus entstehende Zurückweisungssensibilität festgestellt wird, dann qualifiziert dies den nachfolgenden Einsatz des Moduls mit CBASP-Elementen. Die Therapieziele dieses Moduls umfassen die Umschulung des negativen Valenz-Systems und die Veränderung der Reaktion auf soziale Bedrohungen zur Reduktion von Vermeidungsverhalten.

2. Falls Defizite im System der sozialen Prozesse mit Hilfe des Interpersonal Reactivity Index (IRI; Davis 1983; deutsche Version: Saarbrücker Persönlichkeitsfragebogen, SPF) festgestellt werden, dann qualifiziert dies den nachfolgenden Einsatz des Mentalisierungs-Moduls. Die Therapieziele dieses Moduls umfassen die Verbesserung der Wahrnehmung und des Verständnisses mentaler Zustände bei anderen und sich selbst, sowie die Verbesserung der sozialen Kommunikation.
3. Falls im Arousal-System mit Hilfe der Difficulties in Emotion Regulation Scale (DERS-16; deutsch: Schwierigkeiten bei der Emotionsregulation-Skala; Bjureberg et al. 2016) eine affektive Übererregbarkeit (Hyperarousal) festgestellt wird, dann qualifiziert dies den nachfolgenden Einsatz des Achtsamkeits-Moduls. Die Therapieziele dieses Moduls umfassen die Reduktion der Übererregbarkeit durch die gezielte Verbesserung der Emotionswahrnehmung und -regulation.

Das modulare MoBa-Therapiemodell basiert grundsätzlich auf Elementen der Kognitiven Verhaltenstherapie für Depression (Hautzinger 2013), die personalisiert um ein

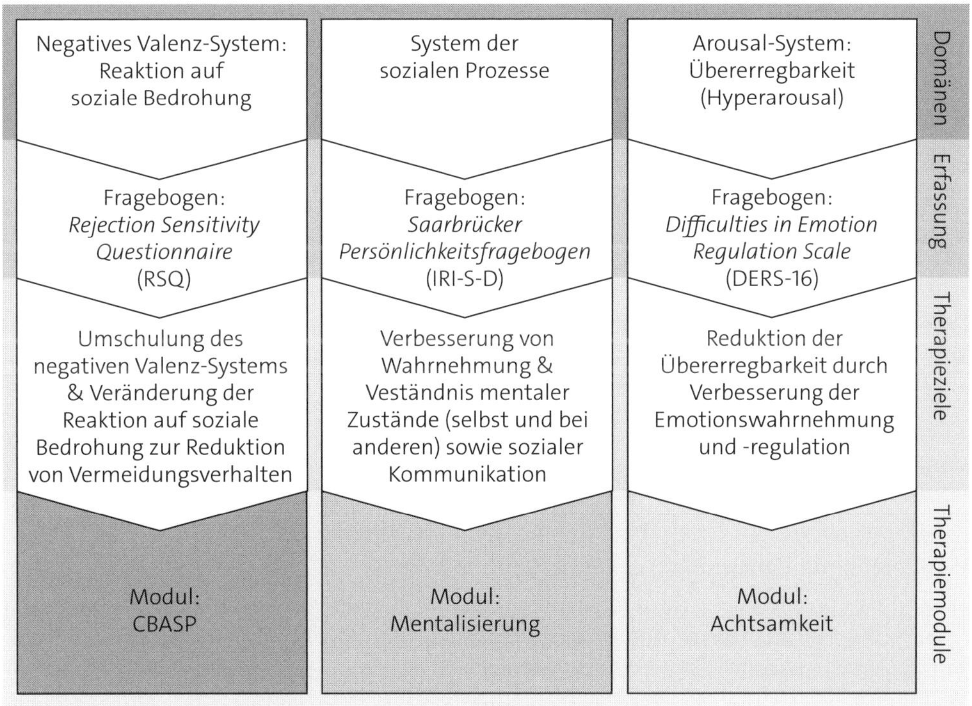

Abb. 4.1: Übersicht über das MoBa-Psychotherapierationale.

bis drei Therapiemodule ergänzt werden. Wird der Cut-off-Wert bei einem oder mehreren der Modulfragebögen überschritten, erhalten die Patient:innen zusätzlich das zugehörige Modul: D. h. ein erhöhter RSQ-Score führt zum Einsatz des CBASP-Moduls, ein erhöhter IRI-Score führt zum Einsatz des Mentalisierungs-Moduls, und ein erhöhter DERS-16-Score führt zum Einsatz des Achtsamkeits-Moduls. Da bislang keine a priori-Werte für die Cut-offs etabliert sind, basieren die hier verwendeten Grenzwerte auf Stichprobenbeschreibungen anderer klinischer Studien, wobei die Grenze bei einer Standardabweichung über dem Mittelwert definiert wurde (d. h. die unteren 16 %).

4.3.3 Modulbeschreibung: CBASP-, Mentalisierungs- und Achtsamkeits-Modul

CBASP-Modul	
Adressierte RDoC-Domäne:	Negatives Valenz-System: Reaktion auf soziale Bedrohung
Modulfragebogen:	Rejection Sensitivity Questionniare (RSQ)
Modulziel:	Umschulung des negativen Valenz-Systems und Veränderung der Reaktion auf wahrgenommene soziale Bedrohungen zur Reduktion von Vermeidungsverhalten
Therapieelemente:	Liste prägender Bezugspersonen Übertragungshypothese Interpersonelle Diskriminationsübungen (IDÜ) Einsatz Kiesler Kreis (Interpersoneller Circumplex) Kontingente Persönliche Reaktion (KPR)

Tab. 4.4: Übersicht und Elemente des CBASP-Moduls.

Das CBASP-Modul beinhaltet ein interpersonelles Diskriminationstraining zwischen missbrauchenden und wohlmeinenden anderen Personen auf der Grundlage fortgesetzter Sicherheitssignale der Therapeut:innen (McCullough 2000). In einem ersten Schritt wird eine sogenannte »Liste prägender Beziehungen« erhoben, bei der Bezugspersonen aufgelistet werden, die einen interpersonell-emotionalen »Stempel« in der Lerngeschichte der Patient:innen hinterlassen haben. Daraus werden kausale Schlussfolgerungen abgeleitet, z. B. »Von anderen habe ich nichts zu erwarten«. Auf der Grundlage der Prägungen durch missbräuchliche Bezugspersonen wird eine proaktive »Übertragungshypothese« formuliert. Diese umfasst die relevantesten interpersonellen Erwartungen und Ängste der Patient:innen mit den Therapeut:innen. Die Übertragungshypothese wird dann in »Hot-Spot-Situationen« systematisch mit dem tatsächlichen Verhalten der Therapeut:innen kontrastiert, wobei die strukturierten »Interpersonellen Diskriminationsübungen« (IDÜ) angewendet werden. Durch dieses

Expositionsverfahren lernen Patient:innen, die missbrauchenden Bezugspersonen und deren Verallgemeinerung auf das soziale Umfeld von aktuellen nicht-missbrauchenden Personen zu unterscheiden. Dadurch werden Patient:innen in die Lage versetzt, dysfunktionale Erwartungen zu überlernen und die konditionierten sozialen Bedrohungssysteme neu zu programmieren. Durch die Anreicherung von Sicherheitssignalen im Verhalten der Therapeut:innen (z.B. durch IDÜs) und die Wiederherstellung der Wahrnehmung operanter zwischenmenschlicher Kontingenzen soll diese Intervention außerdem ein sicheres Lernumfeld zur Verringerung der zwischenmenschlichen Bedrohungsempfindlichkeit schaffen. Die Vermittlung der Mechanismen komplementärer zwischenmenschlicher Prozesse, wie sie im Circumplex-Modell von Kiesler (1982) dargestellt sind, ermöglicht es den Patient:innen außerdem, die Wirkung ihres Verhaltens auf andere Personen zu erkennen und Empathie sowie soziale Problemlösungsfähigkeiten zu entwickeln. Empathisches Verhalten und Theory-of-Mind-Fähigkeiten werden darüber hinaus durch das »Kontrollierte Persönliche Sich-Einbringen« und insbesondere die »Kontingente Persönliche Reaktion« (KPR) der Therapeut:innen gefördert, d.h. das disziplinierte Ausdrücken persönlicher emotionaler Reaktionen auf die dysfunktionalen Verhaltensmuster der Patient:innen. Das Hauptziel dieses Moduls ist die Reduktion von sozialer Angst durch Überlernen konditionierter Assoziationen und von Vermeidungsverhalten.

Mentalisierungs-Modul	
Adressierte RDoC-Domäne:	System der sozialen Prozesse
Modulfragebogen:	Saarbrücker Persönlichkeitsfragebogen (IRI-S-D)
Modulziel:	Verbesserung der Wahrnehmung und des Verständnisses von anderen und sich selbst (Verstehen mentaler Zustände) und sozialer Kommunikation
Therapieelemente:	Mentalisierung vormachen Basismentalisieren durch Klären und Explorieren anregen Haltung des Nicht-Wissens praktizieren Identifikation interpersoneller Auslöser für Nicht-Mentalisieren Haltung der Neugierde durch offene Fragen Intervention: »Anhalten und Verweilen« Intervention: »Anhalten, Zurückspulen und Explorieren« Kontingente Persönliche Reaktionen (KPR)

Tab. 4.5: Übersicht und Elemente des Mentalisierungs-Moduls.

Im Mentalisierungs-Modul lernen Patient:innen das Verhalten anderer zu »lesen«, um dadurch eine Verbindung zu ihrem sozialen Umfeld herzustellen und soziale Kompetenzen zu entwickeln. Auf einer empathischen Grundlage erforschen Therapeut:innen in einer »nicht wissenden« Haltung die Erfahrungen der Patient:innen und identifizieren kontextbezogene emotionale Reaktionen (»Was-Fragen« statt »Warum-Fragen«). Zur Förderung der mentalisierten Affektivität (d.h. des Mentalisierens eigener emotionaler Zustände) führen Therapeut:innen wiederholt Sequenzen ein, um die grundlegenden Mentalisierungsfunktionen der Patient:innen zu stimulieren. Zwei typische Interventionen zur Förderung des Mentalisierens sind die »Anhalten und Verweilen«- und die »Anhalten, Zurückspulen und Explorieren«-Sequenz (Bateman & Fonagy 2012). Im ersten Fall unterbrechen Therapeut:innen die Patient:innen, die in nicht mentalisierenden Annahmen (z.B. »Alle hassen mich!«) feststecken, zunächst durch Überraschung oder Humor, um ihnen anschließend dabei zu helfen, über ihre Erfahrungen zu mentalisieren. Die zweite Sequenz erzeugt eine geteilte Aufmerksamkeit auf die vergangenen Erfahrungen der Patient:innen, indem sie den Fokus innerhalb einer episodischen Erfahrung hin und her verschieben, um sie für den Mentalisierungsprozess zugänglich zu machen. Empathisches Verhalten und Theory-of-Mind-Fähigkeiten werden darüber hinaus durch das »kontrollierte persönliche Sich-Einbringen« und insbesondere die »kontingente persönliche Reaktion« (KPR) der Therapeut:innen als CBASP-Elemente gefördert. Das Hauptziel dieses Moduls ist die Verbesserung der Mentalisierungsfähigkeiten in sozialen Interaktionen.

Achtsamkeits-Modul	
Adressierte RDoC-Domäne:	Arousal-System: Übererregbarkeit
Modulfragebogen:	Difficulties in Emotion Regulation Scale (DERS-16)
Modulziel:	Reduktion der Übererregbarkeit durch Verbesserung der Emotionswahrnehmung und -regulation
Therapieelemente:	Achtsamkeit in Bezug auf: ▪ Sinne ▪ Körperempfindungen ▪ Bewegung ▪ Atem ▪ Gedanken & Gefühle

Tab. 4.6: Übersicht und Elemente des Achtsamkeits-Moduls.

Dieses Modul beinhaltet achtsamkeitsbasierte Übungen, die sich darauf konzentrieren a) innere und äußere Reize wertfrei zu beobachten und b) die Aufmerksamkeit von traumabezogenen inneren »Filmen« auf das Hier und Jetzt zu lenken, um c) Hyperarousal und Vermeidungserfahrungen zu überwinden, ohne von den eigenen Emotionen überrollt zu werden. Achtsamkeitsbasierte Interventionen zielen darauf ab, die Perspektive einer Person auf ihre Emotionen und Kognitionen zu verändern. Dieser Prozess wird durch Achtsamkeitsmeditation (z.B. Body-Scan, formale Sitzmeditation) erleichtert, bei der die Aufmerksamkeit auf den gegenwärtigen Moment gerichtet wird, während Gedanken, Gefühle und Körperempfindungen mit einer Haltung der Neugier, der Nichtbeurteilung und der Akzeptanz psychologischer Erfahrungen registriert werden. Es wird angenommen, dass Achtsamkeit über vier Mechanismen wirksam ist: Aufmerksamkeitsregulierung, Körperwahrnehmung, Veränderung der Perspektive auf das Selbst und Emotionsregulation (Hölzel et al. 2011; Arch & Craske 2006). Achtsamkeitstraining verstärkt positive Affekte (Geschwind et al. 2011), verringert negative Affekte und reduziert maladaptive automatische emotionale Reaktionen (Khoury et al. 2013), die mit Veränderungen in den für die Affektregulierung und die Reaktion auf Stressimpulse verantwortlichen Hirnregionen verbunden sind (Davidson et al. 2003; Hölzel et al. 2011). Das Hauptziel dieses Moduls besteht darin, die Emotionswahrnehmung und -regulation zu verbessern, um eine Übererregbarkeit abzuschwächen.

4.3.4 Durchführung der MoBa-Studientherapie & Integration der Module

Das MoBa-Therapiemodell basiert grundsätzlich auf der Kognitiven Verhaltenstherapie für Depression (Hautzinger 2013), die folgende Komponenten umfasst: Aufbau therapeutischer Allianz, Psychoedukation, Verhaltensaktivierung, Arbeit an Kognitionen, Rollenspiele und Kompetenzübungen, sowie Erhaltung und Rückfallprophylaxe. Der MoBa-Psychotherapieansatz ergänzt dieses Fundament nun um die oben beschriebe-

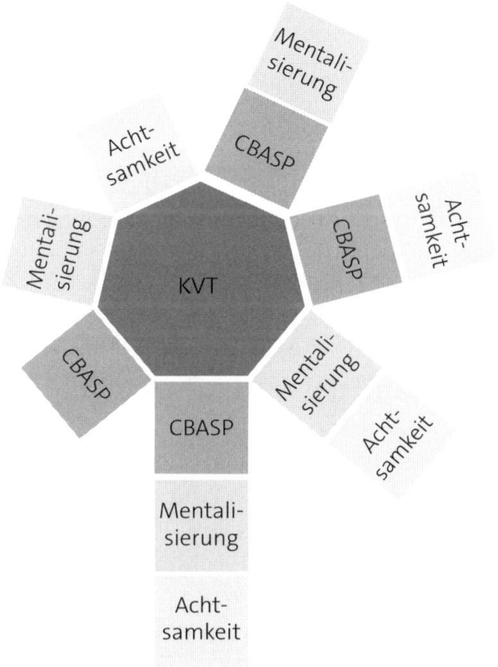

Abb. 4.2: Mögliche Behandlungspfade des MoBa-Psychotherapiemodells.

nen Module, um eine personalisierte Behandlung zur Verfügung zu stellen (→ Abb. 4.2). Da es drei Module gibt, die flexibel miteinander kombiniert werden können, ergeben sich insgesamt sieben mögliche »Behandlungspfade«. Die »einfachsten« Behandlungsoptionen umfassen die Kombination der KVT mit einem einzigen Modul (links); die intensivste Behandlungsoption beinhaltet die Kombination von KVT mit allen drei Modulen (unten). Der zeitliche Anteil, der auf KVT entfällt, wird mit zunehmender Anzahl von Modulen reduziert. Der Fokus der KVT liegt dann vorwiegend auf Verhaltensaktivierung als eine der nachweislich wirksamsten und eigenständig einsetzbaren KVT-Komponenten (Santos et al. 2021; Ciharova et al. 2021).

Im Gegensatz zum heuristisch-intuitiven Vorgehen erfolgt die Auswahl und Zuordnung der Module anhand des oben beschriebenen Behandlungsalgorithmus mit domänenspezifischen Fragebögen. Anhand des Behandlungsalgorithmus (4.3.2) qualifizierten sich in der Machbarkeitsstudie neben der Standardbehandlung mit KVT ca. 30 % der Patient:innen für ein zusätzliches Modul, ca. 50 % für zwei zusätzliche Module und ca. 20 % für die Behandlung mit allen drei Modulen. Der häufigste Behandlungspfad war die Kombination von Elementen aus CBASP und Mentalisierungsbasierter Therapie (29 %). Die Behandlung mit ausschließlich Achtsamkeit (1 %) und die Kombination von Achtsamkeit und Mentalisierungsbasierter Therapie (3 %) waren am seltensten. Grundsätzlich zeigten Patient:innen am häufigsten Defizite in dem RDoC-System der negativen Valenz (Zurückweisungssensibilität) und erhielten dementsprechend am häufigsten das CBASP-Modul eigenständig (ca. 20 %) oder in Kombination mit weiteren Modulen (ca. 70 %).

MERKE

Der systematische Behandlungsalgorithmus gibt vor, welche Therapiemodule bei den jeweiligen Patient:innen zur Verfügung stehen. Wann und wie die einzelnen Elemente und Techniken der Module in der Psychotherapie umgesetzt werden, ist jedoch den Therapeut:innen überlassen. Dies wird im Rahmen eines ausführlichen individuellen Fallkonzepts geplant und flexibel an den Therapieverlauf angepasst.

4.3.5 Fallbeispiel anhand der Verlaufsgrafik

Um eine bestmögliche Anwendung, Integration und Supervision der Module über den Therapieverlauf zu gewährleisten, hat sich die kontinuierliche Darstellung in einer Verlaufsgrafik bewährt (→ Abb. 4.3). Diese bildet drei Parameter ab: die Depressivität anhand des PHQ-9-Fragebogens (dargestellt als schwarze Kurve und auf der linken vertikalen y-Achse); die einzelnen Therapiesitzungen 1–20 (auf der horizontalen x-Achse); der prozentuale Zeitanteil, der pro Sitzung auf das jeweilige Modul verwandt wurde (dargestellt auf der rechten vertikalen y-Achse und als farbige Balken; CBASP = blau, Mentalisierung = rot, Achtsamkeit = beige). Exemplarisch ist unten der Verlauf eines jungen Patienten illustriert, der mit persistierender Depression und sozialer Phobie, sowie ausgeprägten Erfahrungen von emotionaler Vernachlässigung sowie frühen Traumatisierungen in die Studie eingeschlossen wurde. Anhand des Behandlungsalgorithmus zeigte er deutliche Defizite in jeder der erfassten transdiagnostischen Domänen und qualifizierte sich somit für eine Behandlung mit allen drei Modulen. Nach dem obligatorischen Kennenlernen, Vorstellen der einzelnen Behandlungsmodule und dem Aufbau der therapeutischen Allianz in den ersten beiden Sitzungen, wurde in den Sitzungen 3–5 vorwiegend die Liste prägender Bezugspersonen aus dem CBASP-Modul erhoben und die Übertragungshypothese daraus abgeleitet. Dies ist in der Verlaufsgrafik deutlich als »blauer Block« im linken Viertel der Verlaufsgrafik ersichtlich. In den Sitzungen 6–10 wurden massiert Verhaltensaktivierung (KVT = schwarz) und mentalisierungsbasierte Elemente (rot) eingesetzt, um den Teufelskreis aus sozialer Isolation und Verstärkerverlust zu durchbrechen und die Wahrnehmung und das Verständnis für mentale Zustände bei anderen und dem Patienten selbst zu verbessern. Während Komponenten der kognitiven Verhaltenstherapie intermittierend über den gesamten Verlauf zum Tragen kamen, nimmt der Anteil des Mentalisierungs-Moduls in der ersten Therapiehälfte progressiv zu und anschließend gleichförmig wieder ab. Dies ist in der Verlaufsgrafik als »roter Keil« illustriert. Die zweite Therapiehälfte (Sitzungen 12–18) war von achtsamkeitsbasierten Elementen geprägt. Als in der ersten

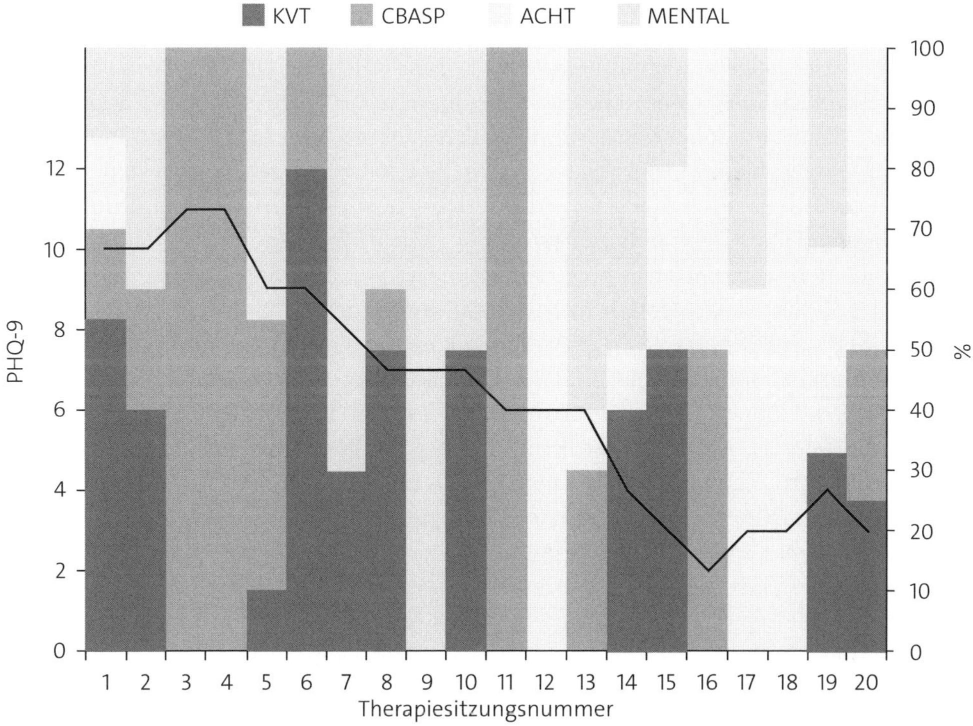

Abb. 4.3: Individuelle Verlaufsgrafik bei Behandlung mit allen drei Modulen.

Sitzung die verschiedenen Therapiemodule und deren Rationale erklärt wurden, berichtete der Patient von ausgeprägten negativen Erfahrungen mit Achtsamkeit in vorhergehenden (teil)stationären Aufenthalten und drückte seinen Unwillen, sich erneut darauf einzulassen, aus. Nachdem der Patient jedoch innerhalb der ersten Therapiehälfte ein differenzierteres persönliches Störungsmodell entwickelte und seine mentalisierungsbasierten Fähigkeiten verbesserte, erklärte er sich zu Achtsamkeit in einer weniger formalisierten Herangehensweise bereit. Der Schwerpunkt lag hierbei auf dem Aufbau einer achtsamen Grundhaltung, um sich von repetitiven negativen Gedanken und rigiden Vorstellungen lösen zu können. Im weiteren Verlauf wurden auch formalisierte Übungen integriert. Wie sich anhand der Depressivität über den Therapieverlauf (schwarze Kurve) erkennen lässt, zeigte der Patient nach Sitzung 13 eine Response (Halbierung der anfänglichen Depressivität) und war zum Therapieende remittiert.

4.4 Zusammenfassung und Ausblick

Das Unified Protocol (Barlow et al. 2004) und das Shaping Healthy Minds-Programm (Black et al. 2018) sind erste Indikatoren für einen Paradigmenwechsel von auf einzelnen Diagnosen basierenden Ansätzen hin zu dimensionalen, transdiagnostischen und modularen Therapiekonzepten. Beide Programme zeichnen sich durch die Entwicklung, Anwendung und wissenschaftliche Evaluation von eigenständigen Therapiemodulen aus, die miteinander kombiniert werden können, um Patient:Innen individuell zu behandeln. Problematisch ist jedoch, dass die Zuordnung der Module zu den jeweiligen Patient:innen sowohl im Unified Protocol als auch bei Shaping Healthy Minds nicht systematisch oder standardisiert erfolgt. Somit liegt für erwachsene Patient:innen aktuell kein modularer Psychotherapieansatz vor, der Module systematisch anhand eines Behandlungsalgorithmus auswählt und zuordnet.

Um die Durchführbarkeit und Wirksamkeit einer solchen Intervention zu belegen, haben Schramm, Herpertz und Elsaeßer eine modulare Intervention für Erwachsene entwickelt und in einer wissenschaftlichen randomisiert-kontrollierten Machbarkeitsstudie getestet. Es handelt sich um einen modularen Psychotherapieansatz für Patient:innen mit depressiven Störungen, weiteren komorbiden Diagnosen und frühen Traumatisierungen. Das modulare Therapiemodell in der vorliegenden MoBa-Studie ergänzt ein KVT-Fundament anhand eines systematischen Behandlungsalgorithmus um transdiagnostische Therapiemodule mit CBASP-, Mentalisierungs- und Achtsamkeitselementen. Diese können flexibel miteinander kombiniert werden, um eine personalisierte Behandlung zur Verfügung zu stellen. In dem hier vorgestellten Therapiemodell gibt der systematische Behandlungsalgorithmus vor, *welche* Therapiemodule bei den jeweiligen Patient:innen eingesetzt werden.

Zukünftig ist es möglich den Behandlungsalgorithmus um weitere Domänen und

Therapiemodule zu erweitern, andere Schlüsselstellen zu systematisieren oder komplexere Methoden wie bspw. Machine Learning oder Künstliche Intelligenz einzusetzen (→Kapitel 7). Aktuell fehlen hierfür jedoch noch wesentliche wissenschaftliche Befunde und Erkenntnisse als notwendige Voraussetzung der Evidenzbasierung. Durch die optimale Anpassung der Modulauswahl und -anwendung an die spezifischen Bedürfnisse der Patient:innen hat Modulare Psychotherapie als Brücke zwischen störungsspezifischen und personalisierten Ansätzen somit großes Potenzial, die derzeit unbefriedigenden Ergebnisse psychotherapeutischer Behandlungen in Forschung und klinischer Praxis zu verbessern.

4.5 Literatur

Arch, J. J. & Craske, M. G. (2006). Mechanisms of mindfulness: Emotion regulation following a focused breathing induction. *Behaviour Research and Therapy, 44*(12), 1849–1858.

Barkham, M., Lutz, W. & Castonguay, L. G. (Eds.). (2021). Bergin and Garfield's Handbook of Psychotherapy and Behavior Change. John Wiley & Sons.

Barlow, D. H., Allen, L. B. & Choate, M. L. (2004). Toward a unified treatment for emotional disorders-republished article. *Behavior Therapy, 35*(2), 205–230.

Barlow, D. H., Bullis, J. R., Comer, J. S. & Ametaj, A. A. (2013). Evidence-based psychological treatments: An update and a way forward. *Annual Review of Clinical Psychology, 9*(1), 1–27.

Barlow, D. H., Farchione, T. J., Ellard, K. K., Zavala S., Latin, H. M., Bentley, K. H., ... & Boettcher, H. T. (2019). *Transdiagnostische Behandlung emotionaler Störungen: Therapeutenmanual.* Hogrefe.

Bateman, A. & Fonagy, P. (2009). Randomized controlled trial of outpatient mentalization-based treatment versus structured clinical management for borderline personality disorder. *American journal of Psychiatry, 166*(12), 1355–1364.

Bateman, A. W. & Fonagy, P. E. (2012). *Handbook of mentalizing in mental health practice.* American Psychiatric Publishing, Inc.

Beck, A. T. (1979). *Cognitive therapy of depression.* Guilford press.

Berlim, M. T. & Turecki, G. (2007). What is the meaning of treatment resistant/refractory major depression (TRD)? A systematic review of current randomized trials. *European Neuropsychopharmacology, 17*(11), 696–707.

Berking, M., Ebert, D., Cuijpers, P. & Hofmann, S. G. (2013). Emotion regulation skills training enhances the efficacy of inpatient cognitive behavioral therapy for major depressive disorder: a randomized controlled trial. *Psychotherapy and Psychosomatics, 82*(4), 234–245.

Bernstein, D. P., Stein, J. A., Newcomb, M. D., Walker, E., Pogge, D., Ahluvalia, T., ... & Zule, W. (2003). Development and validation of a brief screening version of the Childhood Trauma Questionnaire. *Child Abuse & Neglect, 27*(2), 169–190.

Bertsch, K., Gamer, M., Schmidt, B., Schmidinger, I., Walther, S., Kästel, T., ... & Herpertz, S. C. (2013). Oxytocin and reduction of social threat hypersensitivity in women with borderline personality disorder. *American Journal of Psychiatry, 170*(10), 1169–1177.

Bertsch, K., Krauch, M., Stopfer, K., Haeussler, K., Herpertz, S. C. & Gamer, M. (2017). Interpersonal threat sensitivity in borderline personality disorder: an eye-tracking study. *Journal of Personality Disorders, 31*(5), 647.

Bjureberg, J., Ljótsson, B., Tull, M. T., Hedman, E., Sahlin, H., Lundh, L. G., ... & Gratz, K. L. (2016). Development and validation of a brief version of the difficulties in emotion regulation scale: the DERS-16. *Journal of Psychopathology and Behavioral Assessment, 38*(2), 284–296.

Black M, Johnston D, Elliott R, el al. A randomised controlled feasibility trial (the HARMONIC Trial) of a novel modular transdiagnostic intervention – Shaping Healthy Minds – versus psychological treatment-as-usual, for clinic-attending adults with comorbid mood, stressor-related and anxiety disorders. mrc-cbu.cam.ac [Preprint]. February 2, 2022 [cited 2022 Feb 2] https://www.mrc-cbu.cam.ac.uk/wp-content/uploads/2021/05/Black-et-al.-Shaping-Healthy-Minds.pdf.

Black, M., Hitchcock, C., Bevan, A., Leary, C. O., Clarke, J., Elliott, R., ... & Dalgleish, T. (2018). The HARMONIC trial: study protocol for a randomised controlled feasibility trial of Shaping Healthy Minds—a modular transdiagnostic intervention for mood, stressor-related and anxiety disorders in adults. *BMJ Open, 8*(8), e024546.

Bock, J., Wainstock, T., Braun, K. & Segal, M. (2015). Stress in utero: prenatal programming of brain plasticity and cognition. *Biological Psychiatry, 78*(5), 315–326.

Carlucci, L., Saggino, A. & Balsamo, M. (2021). On the efficacy of the unified protocol for transdiagnostic treatment of emotional disorders: a systematic review and meta-analysis. *Clinical Psychology Review, 87*, 101999.

Chorpita, B. F., Daleiden, E. L., Park, A. L., Ward, A. M., Levy, M. C., Cromley, T., ... & Krull, J. L. (2017). Child STEPs in California: A cluster randomized effectiveness trial comparing modular treatment with community implemented treatment for youth with anxiety, depression, conduct problems, or traumatic stress. *Journal of Consulting and Clinical Psychology, 85*(1), 13.

Chorpita, B. F., Weisz, J. R., Daleiden, E. L., Schoenwald, S. K., Palinkas, L. A., Miranda, J., ... & Gibbons, R. D. (2013). Long-term outcomes for the Child STEPs randomized effectiveness trial: a comparison of modular and standard treatment designs with usual care. *Journal of Consulting and Clinical Psychology, 81*(6), 999.

Chu, D. A., Bryant, R. A., Gatt, J. M. & Harris, A. W. (2016). Failure to differentiate between threat-related and positive emotion cues in healthy adults with childhood interpersonal or adult trauma. *Journal of Psychiatric Research, 78*, 31–41.

Ciharova, M., Furukawa, T. A., Efthimiou, O., Karyotaki, E., Miguel, C., Noma, H., ... & Cuijpers, P. (2021). Cognitive restructuring, behavioral activation and cognitive-behavioral therapy in the treatment of adult depression: A network meta-analysis. *Journal of Consulting and Clinical Psychology, 89*(6), 563–574.

Cloitre, M., Stovall-McClough, C., Zorbas, P. & Charuvastra, A. (2008). Attachment organization, emotion regulation, and expectations of support in a clinical sample of women with childhood abuse histories. *Journal of Traumatic Stress, 21*(3), 282–289.

Cook, S. C., Schwartz, A. C. & Kaslow, N. J. (2017). Evidence-based psychotherapy: Advantages and challenges. *Neurotherapeutics, 14*(3), 537–545.

Cuijpers, P., Karyotaki, E., Ciharova, M., Miguel, C., Noma, H. & Furukawa, T. A. (2021). The effects of psychotherapies for depression on response, remission, reliable change, and deterioration: A meta-analysis. *Acta Psychiatrica Scandinavica, 144*(3), 288–299.

Cuthbert, B. N. & Insel, T. R. (2013). Toward the future of psychiatric diagnosis: the seven pillars of RDoC. *BMC Medicine, 11*(1), 1–8.

Dalgleish, T., Black, M., Johnston, D. & Bevan, A. (2020). Transdiagnostic approaches to mental health problems: Current status and future directions. *Journal of Consulting and Clinical Psychology, 88*(3), 179.

Davidson, R. J., Kabat-Zinn, J., Schumacher, J., Rosenkranz, M., Muller, D., Santorelli, S. F., ... & Sheridan, J. F. (2003). Alterations in brain and immune function produced by mindfulness meditation. *Psychosomatic Medicine, 65*(4), 564–570.

Davis, M. H. (1983). Measuring individual differences in empathy: Evidence for a multidimensional approach. *Journal of Personality and Social Psychology, 44*(1), 113.

Downey, G. & Feldman, S. I. (1996). Implications of rejection sensitivity for intimate relationships. *Journal of Personality and Social Psychology, 70*(6), 1327.

Ecker, A. H., O'Leary, K., Fletcher, T. L., Hundt, N. E., York-Ward, K. M., Kauth, M. R., ... & Cully, J. A. (2022). Training and supporting mental health providers to implement evidence-based psychotherapies in frontline practice. *Translational Behavioral Medicine, 12*(1), ibab084.

Elsaesser, M., Furukawa, T.A. & Schramm, E. (2022). Why one answer is not always enough: Reply to »CBASP may not be superior to other treatments for chronic depression«. *Journal of Affective Disorders, 312*(2022), 144–145.

Elsaesser, M., Herpertz, S., Piosczyk, H., Jenkner, C., Hautzinger, M. & Schramm, E. (2022). A modular add-on approach for patients with depression, comorbidities and a history of childhood maltreatment – study protocol. *BMJ Open, 12*(7), e057672

Erhardt, A. & Spoormaker, V. I. (2013). Translational approaches to anxiety: focus on genetics, fear extinction and brain imaging. *Current Psychiatry Reports, 15*(12), 1–11.

Fonagy, P. & Luyten, P. (2019). Fidelity vs. flexibility in the implementation of psychotherapies: time to move on. *World Psychiatry, 18*(3), 270.

Frank, H. E., Becker-Haimes, E. M. & Kendall, P. C. (2020). Therapist training in evidence-based interventions for mental health: a systematic review of training approaches and outcomes. *Clinical Psychology: Science and Practice, 27*(3), e12330.

Frank, E., Cassano, G. B., Rucci, P., Thompson, W. K., Kraemer, H. C., Fagiolini, A., ... & Forgione, R. N. (2011). Predictors and moderators of time to remission of major depression with interpersonal psychotherapy and SSRI pharmacotherapy. *Psychological Medicine, 41*(1), 151–162.

Geschwind, N., Peeters, F., Drukker, M., van Os, J. & Wichers, M. (2011). Mindfulness training increases momentary positive emotions and reward experience in adults vulnerable to depression: a randomized controlled trial. *Journal of Consulting and Clinical Psychology, 79*(5), 618.

Goddard, E., Wingrove, J. & Moran, P. (2015). The impact of comorbid personality difficulties on response to IAPT treatment for depression and anxiety. *Behaviour Research and Therapy, 73*, 1–7.

Goldberg, S. B., Tucker, R. P., Greene, P. A., Davidson, R. J., Kearney, D. J. & Simpson, T. L. (2019). Mindfulness-based cognitive therapy for the treatment of current depressive symptoms: a meta-analysis. *Cognitive Behaviour Therapy, 48*(6), 445–462.

Grosse Holtforth, M. & Grawe, K. (2002). Bern Inventory of Treatment Goals: Part 1. Development and first application of a taxonomy of treatment goal themes. *Psychotherapy Research*, 12(1), 79–99.

Harvey, A. G., Watkins, E. & Mansell, W. (2004). Cognitive behavioural processes across psychological disorders: A transdiagnostic approach to research and treatment. Oxford University Press, USA.

Hautzinger, M. (2013). Kognitive Verhaltenstherapie bei Depressionen. Beltz.

Herpertz, S. C. & Bertsch, K. (2014). The social-cognitive basis of personality disorders. *Current Opinion in Psychiatry, 27*(1), 73–77.

Hölzel, B. K., Lazar, S. W., Gard, T., Schuman-Olivier, Z., Vago, D. R. & Ott, U. (2011). How does mindfulness meditation work? Proposing mechanisms of action from a conceptual and neural perspective. *Perspectives on Psychological Science, 6*(6), 537–559.

Holtzheimer, P. E. & Mayberg, H. S. (2011). Stuck in a rut: rethinking depression and its treatment. *Trends in Neurosciences, 34*(1), 1–9.

Humphreys, K. L., LeMoult, J., Wear, J. G., Piersiak, H. A., Lee, A. & Gotlib, I. H. (2020). Child maltreatment and depression: A meta-analysis of studies using the Childhood Trauma Questionnaire. *Child Abuse & Neglect, 102*, 104361.

Infurna, M. R., Reichl, C., Parzer, P., Schimmenti, A., Bifulco, A. & Kaess, M. (2016). Associations between depression and specific childhood experiences of abuse and neglect: A meta-analysis. *Journal of Affective Disorders, 190*, 47–55.

Insel, T. R. & Cuthbert, B. N. (2015). Brain disorders? Precisely. *Science, 348*(6234), 499–500.
Keller, M. B., McCullough, J. P., Klein, D. N., Arnow, B., Dunner, D. L., Gelenberg, A. J., ... & Zajecka, J. (2000). A comparison of nefazodone, the cognitive behavioral-analysis system of psychotherapy, and their combination for the treatment of chronic depression. *New England Journal of Medicine, 342*(20), 1462–1470.
Kessler, R. C., Berglund, P., Demler, O., Jin, R., Merikangas, K. R. & Walters, E. E. (2005). Lifetime prevalence and age-of-onset distributions of DSM-IV disorders in the National Comorbidity Survey Replication. *Archives of General Psychiatry, 62*(6), 593–602.
Klein, J. P., Erkens, N., Schweiger, U., Kriston, L., Bausch, P., Zobel, I., ... & Schramm, E. (2018). Does childhood maltreatment moderate the effect of the cognitive behavioral analysis system of psychotherapy versus supportive psychotherapy in persistent depressive disorder?. *Psychotherapy and Psychosomatics, 87*(1), 46–48.
Klein, J. P., Roniger, A., Schweiger, U., Späth, C. & Brodbeck, J. (2015). The association of childhood trauma and personality disorders with chronic depression: a cross-sectional study in depressed outpatients. *The Journal of Clinical Psychiatry, 76*(6), 1523.
Kiesler, D. J. (1983). The 1982 interpersonal circle: A taxonomy for complementarity in human transactions. *Psychological review, 90*(3), 185.
Khoury, B., Lecomte, T., Fortin, G., Masse, M., Therien, P., Bouchard, V., ... & Hofmann, S. G. (2013). Mindfulness-based therapy: a comprehensive meta-analysis. *Clinical Psychology Review, 33*(6), 763–771.
Klerman, G. L, Weissman, M. M., Rounsaville, B. J. & Chevron, E. (1984). *Interpersonal Psychotherapy of Depression.* Basic Books.
Kuyken, W., Hayes, R., Barrett, B., Byng, R., Dalgleish, T., Kessler, D., ... & Byford, S. (2015). Effectiveness and cost-effectiveness of mindfulness-based cognitive therapy compared with maintenance antidepressant treatment in the prevention of depressive relapse or recurrence (PREVENT): a randomised controlled trial. *The Lancet, 386*(9988), 63–73.
Lamers, F., van Oppen, P., Comijs, H. C., Smit, J. H., Spinhoven, P., van Balkom, A. J., ... & Penninx, B. W. (2011). Comorbidity patterns of anxiety and depressive disorders in a large cohort study: the Netherlands Study of Depression and Anxiety (NESDA). *The Journal of Clinical Psychiatry, 72*(3), 3397.
Lippard, E. T. & Nemeroff, C. B. (2020). The devastating clinical consequences of child abuse and neglect: increased disease vulnerability and poor treatment response in mood disorders. *American Journal of Psychiatry, 177*(1), 20–36.
Lyon, A. R., Lau, A. S., McCauley, E., Vander Stoep, A. & Chorpita, B. F. (2014). A case for modular design: Implications for implementing evidence-based interventions with culturally diverse youth. *Professional Psychology: Research and Practice, 45*(1), 57.
Malda-Castillo, J., Browne, C. & Perez-Algorta, G. (2019). Mentalization-based treatment and its evidence-base status: A systematic literature review. *Psychology and Psychotherapy: Theory, Research and Practice, 92*(4), 465–498.
Mandelli, L., Petrelli, C. & Serretti, A. (2015). The role of specific early trauma in adult depression: A meta-analysis of published literature. Childhood trauma and adult depression. *European Psychiatry, 30*(6), 665–680.
Mattern, M., Walter, H., Hentze, C., Schramm, E., Drost, S., Schoepf, D., ... & Schnell, K. (2015). Behavioral evidence for an impairment of affective theory of mind capabilities in chronic depression. *Psychopathology, 48*(4), 240–250.
McCartney, M., Nevitt, S., Lloyd, A., Hill, R., White, R. & Duarte, R. (2021). Mindfulness-based cognitive therapy for prevention and time to depressive relapse: Systematic review and network meta-analysis. *Acta Psychiatrica Scandinavica, 143*(1), 6–21.
McCullough, J. P. (2000). Treatment for Chronic Depression. Cognitive Behavioral Analysis System of Psychotherapy. Guilford Press.

McCullough, J., Schramm, E. & Penberthy, J. K. (2014). CBASP as a distinctive treatment for persistent depressive disorder: Distinctive features. Routledge.
Negt, P., Brakemeier, E. L., Michalak, J., Winter, L., Bleich, S. & Kahl, K. G. (2016). The treatment of chronic depression with cognitive behavioral analysis system of psychotherapy: A systematic review and meta-analysis of randomized-controlled clinical trials. *Brain and Behavior, 6*(8), e00486.
Nelson, J., Klumparendt, A., Doebler, P. & Ehring, T. (2017). Childhood maltreatment and characteristics of adult depression: meta-analysis. *The British Journal of Psychiatry, 210*(2), 96–104.
Nemeroff, C. B., Heim, C. M., Thase, M. E., Klein, D. N., Rush, A. J., Schatzberg, A. F., ... & Keller, M. B. (2003). Differential responses to psychotherapy versus pharmacotherapy in patients with chronic forms of major depression and childhood trauma. *Proceedings of the National Academy of Sciences, 100*(24), 14293–14296.
Ng, M. Y. & Weisz, J. R. (2016). Annual research review: Building a science of personalized intervention for youth mental health. *Journal of Child Psychology and Psychiatry, 57*(3), 216–236.
Papakostas, G. I. & Fava, M. (2008). Predictors, moderators, and mediators (correlates) of treatment outcome in major depressive disorder. *Dialogues in Clinical Neuroscience, 10*(4), 439–451.
Piet, J. & Hougaard, E. (2011). The effect of mindfulness-based cognitive therapy for prevention of relapse in recurrent major depressive disorder: a systematic review and meta-analysis. *Clinical Psychology Review, 31*(6), 1032–1040.
Ramnerö, J. & Jansson, B. (2016). Treatment goals and their attainment: a structured approach to assessment and evaluation. *The Cognitive Behaviour Therapist, 9*(2), 1–11.
Roca, M., Gili, M., Garcia-Garcia, M., Salva, J., Vives, M., Campayo, J. G. & Comas, A. (2009). Prevalence and comorbidity of common mental disorders in primary care. *Journal of Affective Disorders, 119*(1–3), 52–58.
Santos, M. M., Puspitasari, A. J., Nagy, G. A. & Kanter, J. W. (2021). Behavioral activation. In A Wenzel (Ed.), *Handbook of cognitive behavioral therapy: Overview and approaches* (pp. 235–273). American Psychological Association.
Schnell, K., Bluschke, S., Konradt, B. & Walter, H. (2011). Functional relations of empathy and mentalizing: an fMRI study on the neural basis of cognitive empathy. *Neuroimage, 54*(2), 1743–1754.
Schnell, K. & Herpertz, S. C. (2018). Emotion regulation and social cognition as functional targets of mechanism-based psychotherapy in major depression with comorbid personality pathology. *Journal of Personality Disorders, 32*, 12–35.
Schöttke, H., Trame, L. & Sembill, A. (2014). Relevance of therapy goals in outpatient cognitive-behavioral and psychodynamic psychotherapy. *Psychotherapy Research, 24*(6), 711–723.
Schramm, E., Kriston, L., Zobel, I., Bailer, J., Wambach, K., Backenstrass, M., ... & Härter, M. (2017). Effect of disorder-specific vs nonspecific psychotherapy for chronic depression: a randomized clinical trial. *JAMA Psychiatry, 74*(3), 233–242.
Schramm, E., Kriston, L., Elsaesser, M., Fangmeier, T., Meister, R., Bausch, P., ... & Härter, M. (2019). Two-year follow-up after treatment with the cognitive behavioral analysis system of psychotherapy versus supportive psychotherapy for early-onset chronic depression. *Psychotherapy and Psychosomatics, 88*(3), 154–164.
Schramm, E., Schweiger, U., Hohagen, F. & Berger, M. (2006). Psychotherapie für chronische Depression. Cognitive Behavioral Analysis System of Psychotherapy (CBASP) von James P. McCullough. Deutsche Übersetzung und Bearbeitung. München: Elsevier.
Schramm, E., Breuninger, C., Wohlfarth, R., Elsaesser, M., Piosczyk, H., Fangmeier, T. (2022). Effectiveness of nature-and animal assisted mindfulness for relapse prevention in depressed patients with a history of childhood maltreatment. *Frontiers in Psychiatry, 13*, 899318.
Segal, Z. V., Williams, J. M. G. & Teasdale, J. D. (2008). Die achtsamkeitsbasierte kognitive Therapie der Depression: ein neuer Ansatz zur Rückfallprävention. Tübingen: dgvt-Verlag.

Shapero, B. G., Black, S. K., Liu, R. T., Klugman, J., Bender, R. E., Abramson, L. Y. & Alloy, L. B. (2014). Stressful life events and depression symptoms: the effect of childhood emotional abuse on stress reactivity. *Journal of Clinical Psychology, 70*(3), 209–223.

Souery, D., Oswald, P., Massat, I., Bailer, U., Bollen, J., Demyttenaere, K., ... & Group for the Study of Resistant Depression (GSRD. (2007). Clinical factors associated with treatment resistance in major depressive disorder: results from a European multicenter study. *The Journal of Clinical Psychiatry, 68*(7), 2761.

Storch, E. A., Arnold, E. B., Lewin, A. B., Nadeau, J. M., Jones, A. M., De Nadai, A. S., ... & Murphy, T. K. (2013). The effect of cognitive-behavioral therapy versus treatment as usual for anxiety in children with autism spectrum disorders: A randomized, controlled trial. *Journal of the American Academy of Child & Adolescent Psychiatry, 52*(2), 132–142.

Struck, N., Krug, A., Yuksel, D., Stein, F., Schmitt, S., Meller, T., ... & Brakemeier, E. L. (2020). Childhood maltreatment and adult mental disorders–the prevalence of different types of maltreatment and associations with age of onset and severity of symptoms. *Psychiatry Research, 293*, 113398.

Weissman, D. G., Bitran, D., Miller, A. B., Schaefer, J. D., Sheridan, M. A. & McLaughlin, K. A. (2019). Difficulties with emotion regulation as a transdiagnostic mechanism linking child maltreatment with the emergence of psychopathology. *Development and Psychopathology, 31*(3), 899–915.

Weisz, J. R., Chorpita, B. F., Palinkas, L. A., Schoenwald, S. K., Miranda, J., Bearman, S. K., ... & Research Network on Youth Mental Health. (2012). Testing standard and modular designs for psychotherapy treating depression, anxiety, and conduct problems in youth: A randomized effectiveness trial. *Archives of General Psychiatry, 69*(3), 274–282.

Wiersma, J. E., Hovens, J. G., van Oppen, P., Giltay, E. J., van Schaik, D. J. & Penninx, B. W. (2009). The importance of childhood trauma and childhood life events for chronicity of depression in adults. *The Journal of Clinical Psychiatry, 70*(7), 8733.

Wilhelm, S., Phillips, K. A., Didie, E., Buhlmann, U., Greenberg, J. L., Fama, J. M., ... & Steketee, G. (2014). Modular cognitive-behavioral therapy for body dysmorphic disorder: a randomized controlled trial. *Behavior Therapy, 45*(3), 314–327.

Wilhelm, S., Phillips, K. A., Fama, J. M., Greenberg, J. L. & Steketee, G. (2011). Modular cognitive–behavioral therapy for body dysmorphic disorder. *Behavior Therapy, 42*(4), 624–633

Wilhelm, S., Phillips, K. A. & Steketee, G. (2013). *A cognitive-behavioral treatment manual for body dysmorphic disorder.* New York, NY: Guilford Press.

Williams, J. M. G., Crane, C., Barnhofer, T., Brennan, K., Duggan, D. S., Fennell, M. J., ... & Russell, I. T. (2014). Mindfulness-based cognitive therapy for preventing relapse in recurrent depression: a randomized dismantling trial. *Journal of Consulting and Clinical Psychology, 82*(2), 275.

Wood, J. J., Drahota, A., Sze, K., Har, K., Chiu, A. & Langer, D. A. (2009). Cognitive behavioral therapy for anxiety in children with autism spectrum disorders: A randomized, controlled trial. *Journal of Child Psychology and Psychiatry, 50*(3), 224–234.

SARA FRANZ, MICHAEL FRANZ

5 Anwendungsbeispiel modularer Psychotherapie in der teilstationären und stationären Versorgung

5.1 Beschreibung des psychiatrischen stationären Settings. Modulare Psychotherapie als Lösung?

Ausgehend von dem Anspruch Patient:innen quantitativ und qualitativ mehr Psychotherapie während ihrer Behandlung in der Psychiatrie anzubieten, stellt sich bei der Implementation von psychotherapeutischen Behandlungsprogrammen ins psychiatrische stationäre Setting die Frage: *wer* bietet Psychotherapie für die Patient:innen an, *wie* soll Psychotherapie in der Psychiatrie aussehen, und *was* wird als therapeutisches Angebot gebraucht, sodass psychiatrische Patient:innen davon profitieren können.

Zu der Frage *Wer macht was?* gibt es unterschiedliche Herangehensweisen. Die Bundespsychotherapeutenkammer fordert in ihrem Standpunkt »Psychiatrie – Mehr Zeit für Psychotherapie« (Bundespsychotherapeutenkammer 2021), dass Patient:innen in psychiatrischen Einrichtungen mehr Psychotherapie bekommen in Form von, mindestens 100 Minuten Einzeltherapie und mindestens 180 Minuten Gruppensitzungen pro Woche (in der Regel), angeboten durch Psychologische Psychotherapeut:innen. Mehr Personal und mehr Psychologenstellen für die Psychiatrie ist sicherlich wünschenswert. Die Steigerung der Quantität von Psychotherapeut:innen alleine könnte als Lösung für eine unzureichende psychotherapeutische Versorgung in der stationären Psychiatrie allerdings zu kurz greifen, da die Zusammenarbeit eines multiprofessionellen Teams in der Behandlung der Patient:innen dabei nicht adressiert wird. Psychologische Psychotherapeut:innen bleiben nur ein Teil eines solchen Teams – selbst bei Erhöhung der Quote.

Psychiatrische Klientel benötigt eine psychotherapeutische Versorgung am Abend und in der Nacht, zudem häufig in Krisensituationen. Neben der Steigerung des Personals, insbesondere eben der Psychologischen Psychotherapeut:innen, ist eine Antwort auf die Frage *Wer macht was?* zielführend, die sich mit der Ausbildung psychotherapeutischer Kompetenzen aller Berufsgruppen beschäftigt. Pflegemitarbeiter:innen und Ärzt:innen als die beiden größten Professionen in der Psychiatrie sollten dazu befähigt sein, sich ebenfalls therapeutisch wirksam zu verhalten und in Kooperation mit psychologischen Psychotherapeut:innen auf die Erreichung der Therapieziele der Patient:innen hinzuarbeiten.

Gleichzeitig zeigt die Erfahrung, dass auch die bisherige Ausbildung psychologischer Psychotherapeuten zu wenig Psychologen anleitet, schwerkranke psychiatrische Patienten zu behandeln. Das Personal in der Klinik ist also zwischen den Berufsgruppen, aber auch innerhalb einer Berufsgruppe sehr heterogen aufgestellt. Auch Bohus (2020) und Herpertz et al. (2021) beschäftigen sich in einer Debatte mit der Frage, welche Profession in der Psychiatrie welche Art von Psychotherapie anbieten sollte. Während Bohus vor allem eine Weiterbildung von Ärzt:innen in Psychotherapie für die Krisenintervention fordert, plädieren Herpertz et al. eine Weiterbildung in leitliniengerechten Psychotherapieprogrammen, auch in der stationären Psychiatrie. Der größten Berufsgruppe in der Psychiatrie, der Pflege, widmen sich beide Standpunkte nicht.

Für den zweiten Teil der Frage *Wer macht was?* wird seitens der Bundespsychotherapeutenkammer (2021) vorgeschlagen, in dem zeitlichen *Mehr* an Psychotherapie leitliniengerecht zu therapieren. Vor dem Hintergrund der Klientel psychiatrischer Fachkrankenhäuser bleibt an der Stelle offen, a) welche Leitlinie Mitarbeiter:innen heranziehen sollen, da bei psychiatrischen Patient:innen meist mehrere behandlungsbedürftige Komorbiditäten therapeutisch adressiert werden müssen (Franz et al. 2020) und b) wie die verschiedenen Behandlungsempfehlungen für die unterschiedlichen Diagnosen in eine stationäre Therapie integriert werden sollen.

Zur Implementation von psychotherapeutischen Behandlungsprogrammen in der stationären Psychiatrie erscheint uns daher die Betrachtung sowohl der Ebene der Mitarbeiter:innen und als auch der von Patient:innen hilfreich. Die psychotherapeutische Ausbildung der einzelnen Berufsgruppen sollte im besten Falle gezielt auf die Besonderheiten der stationären Klientel abgestimmt sein. In dem vorliegenden Kapitel wird nach einer genaueren Analyse des Settings, ein modularer, personalisierter und kompetenzorientierter Behandlungsansatz vorgestellt, der die Bedürfnisse von Patient:innen und Mitarbeiter:innen in einer psychiatrischen Klinik adressieren kann. Dafür werden einerseits Module dargestellt, die Patient:innen während ihrer Behandlung durchlaufen, und andererseits Ausbildungsmodule in für die Psychiatrie zugeschnittenen Psychotherapieinhalten für Ärzt:innen, Psycholog:innen und Pflegemitarbeiter:innen. Dabei werden sowohl die Forderung von Bohus (2020) als auch von Herpertz et al. (2021) berücksichtigt.

5.1.1 Psychiatrisches Klientel. Geeignet für einen modularen Ansatz?

Psychotherapeutische Behandlung wird von den Leitlinien für alle in der Psychiatrie behandelten Störungen gefordert, entweder als eigenständiges Verfahren oder im Sinne einer Kombinationstherapie als Add-on zu einer pharmakologischen Behandlung. Ein Beispiel stellt die S3-Leitlinie Schizophrenie (DGPPN, AWMF-Register

Nr. 038–009, 2019) dar, die zur Ergänzung antipsychotischer Behandlung psychotherapeutische und psychosoziale Verfahren empfiehlt. Bei anderen psychischen Störungen ist die Psychotherapie sogar Mittel der Wahl, wie zum Beispiel der Posttraumatischen Belastungsstörung, bei der die Empfehlung der S3-Leitlinie ist, eine Psychopharmakotherapie nie alleine, sondern nur als Ergänzung zu einer traumafokussierten Psychotherapie, einzusetzen (DeGPT, AWMF-Register Nr. 155/001, 2019). So stellen psychotherapeutische Interventionen auch in der stationären Versorgung eine unverzichtbare Säule in der Behandlung psychisch kranker und insbesondere schwer psychisch kranker Menschen dar.

Betrachtet man die Diagnosen, die hauptsächlich in der Psychiatrie behandelt werden, stellt man fest, dass vor allem neun große Störungsgruppen das stationäre psychiatrische Setting beanspruchen (Franz et al. 2020), allen voran die affektiven Störungen. Ungefähr die Hälfte aller Patient:innen erfüllt zudem die Kriterien einer schweren psychischen Störung mit hochgradigen psychosozialen Funktionsstörungen (Delespaul 2013; Gühne et al. 2015). Damit eine psychotherapeutische Versorgung gewährleistet werden kann, wurden in den letzten Jahren zunehmend störungsspezifische Schwerpunktstationen geschaffen, damit es Teams möglich ist, sich in der Behandlung der entsprechenden Störung weiterzubilden und Patient:innen eine optimalere und individuellere Behandlung zukommen zu lassen als auf einer allgemeinpsychiatrischen Station. Das Bilden solcher Schwerpunkte und der Einsatz störungsbezogener Therapieprogramme wie der Kognitiven Verhaltenstherapie oder der Interpersonellen Psychotherapie bei Depressionen, der Dialektisch Behavioralen Therapie (DBT, Linehan 1987) oder des Cognitive Behavioral Analysis System of Psychotherapy (CBASP, McCollough 2003) hat die Angebotsstruktur der Psychiatrie erfolgreich verändert, auch wenn es noch immer an Dissemination und Implementierung im klinischen stationären Alltag fehlt (Franz et al. 2020; Herpertz & Roth-Sackenheim 2012). Diese an sich zu begrüßende Entwicklung in der Versorgungspsychiatrie kommt jedoch auch an ihre Grenzen, weil sie davon ausgeht, dass psychiatrische Patient:innen in der Regel nur wegen *einer* primären Störung psychiatrische Behandlung aufsuchen. Das Gegenteil ist der Fall: Franz et al. (2020) konnten zeigen, dass in der stationären Psychiatrie die behandlungspflichtige Komorbidität mehrerer psychischer Erkrankungen mehr die Regel als die Ausnahme darstellt. Nur ca. 12 % der Patient:innen werden ohne zusätzliche Behandlungsmaßnahmen wegen einer oder meist mehrerer Komorbiditäten wieder entlassen. Es reicht daher nicht, störungsspezifische Schwerpunkte mit in der Behandlung der jeweiligen Schwerpunktstörung geschulten Mitarbeiter:innen vorzuhalten, während die verschiedenen Komorbiditäten nicht adressiert werden können – höchstens noch als eins von vielen Themen in Einzelgesprächen (Bohus 2020). Gleichzeitig stoßen psychiatrische Teams, aber auch Psychotherapeuten an ihre Grenzen, die mittlerweile über 140 Manuale für mehr als 50 Diagnosen zu lernen. Erst recht nicht ausgebildet dafür sind die zwei größten Berufsgruppen der Psychiatrie: (Assistenz-) Ärzt:innen (Bohus 2020) und Pflegemitarbeiter:innen. Die Mehrheit der Behandlungsmanuale ist mittels kontrolliert-randomisierter Studien unter ambulanten Bedingungen mit relativ funktionalen und – im Vergleich zu Psychiatriepatient:innen – homogenen Patientengruppen evaluiert, mit entsprechender Adhärenz. Psychiatrische Patient:innen hingegen kommen in krisenhaft zugespitzten Ausnahmensituationen mit exazerbierten psychischen Erkrankungen in Behandlung, da ihre verfügbaren Bewältigungsstrategien nicht mehr ausreichen oder ihre dysfunktionale Bewältigung zur Verschlechterung der Probleme bis hin zu Suizidalität geführt haben. Andere sind aus den unterschiedlichen Gründen noch nicht fähig eine Psychotherapie zu beginnen, weil z.B. noch ein zu geringes kognitives Funktionsniveau (Konzentration, Aufmerksamkeit) vorliegt. Zudem sind sie oft aufgrund der Einnahme hochdosierter Medikamente oder wegen psychosozialer Probleme so belastet, dass ein Einlassen auf eine Psychotherapie nur eingeschränkt oder gar nicht möglich ist (vgl. Tabelle 7 in Franz & Lucke 2021). Ein Teil der Patient:innen kommt unfreiwillig in die Behandlung.

MERKE

Zur Gewährleistung einer psychotherapeutischen Versorgung empfiehlt sich das Bilden von Schwerpunktstationen, auf denen störungsspezifische Verfahren vorgehalten werden. Gleichzeitig wird nur ein kleiner Teil der Patient:innen, ca. 12 %, wegen nur einer Diagnose in der Psychiatrie behandelt (Franz et al. 2020). Der weitaus größere Anteil kommt mit behandlungsbedürftigen Komorbiditäten, für deren Integration in die Behandlung es bislang an Konzepten fehlt. Zudem fehlt die Integration der Krisenintervention in die psychotherapeutische Konzeption.

5.1.2 Psychiatrische Mitarbeiter:innen. Vorbereitet für einen modularen Ansatz?

Psychiatrische Mitarbeiter:innen sind Tag und Nacht mit der skizzierten Klientel im Kontakt und gleichzeitig nur unzureichend psychotherapeutisch ausgebildet: Allen verfahrensbasierten und störungsbezogenen Psychotherapieausbildungen fehlen der Bereich der *psychiatrischen* Krisenintervention und Notfallbehandlung sowie Konzepte für einen Gesamtbehandlungsplan für Krisenpatient:innen in der Psychiatrie, mit dem Ziel, sie für eine spätere elektive Therapie vorzubereiten. Erstmals Franz und Lucke (2021) beschreiben verschiedene Behandlungspfade, um Patient:innen mit Borderline-Persönlichkeitsstörung in ihren verschiedenen Ausprägungen sowohl eine stationäre Akut- und Krisenbehandlung als auch eine DBT-Therapie in einem geschulten Team auf *einer* Station anzubieten. Trotz dieser Kompetenz- und Versorgungslücke sowie einem erheblichen Bedarf basiert die praktische Ausbildung von Psychiatern in Psychotherapie nach wie vor auf einem vergleichsweise schmalen Curriculum (Heßler & Fiedler 2019, S. 2). Die Kluft vergrößert sich durch den neuen Direktstudiengang für Psychologen, der zumindest für allgemeine Psychotherapie zu umfassend ausgebildeten approbierten Psychotherapeuten führen wird (vgl. Bohus 2020; Herpertz et al. 2021), zumal der berufsqualifizierende Teil strukturiert Vorgaben auch über den Erwerb von psychotherapeutischer Behandlung bei stationären Patient:innen macht. Psychiater:innen müssen bislang weiterhin ihre Weiterbildung verfahrensbezogen erwerben, z. T. können störungsbezogene Programme erlernt werden, ohne dabei wirklich die oben beschriebene, spezifisch benötigte Psychotherapie für das psychiatrische Setting und Klientel zu bekommen.

Eine zusätzliche Herausforderung stellt die Ausbildung der Pflege dar, die auf den psychiatrischen Stationsalltag nicht vorbereitet. Eine Ausbildung in Gesprächstechniken mit dem Patienten ist beispielsweise nicht vorgesehen, dabei ist sie die Berufsgruppe, die 24 Stunden an sieben Tagen die Woche mit den Patient:innen in Kontakt ist. In den folgenden Abschnitten stellen wir ein modulares und personalisiertes System vor, dass den zuvor aufgeworfenen Lücken der psychotherapeutischen Behandlung und Ausbildung in der Psychiatrie begegnen will.

MERKE

In der psychiatrischen stationären Versorgung wird ein störungsspezifischer Gesamtbehandlungsplan gebraucht, von der Krisenbehandlung bis hin zur elektiven Therapie (Franz & Lucke 2021). Für die ergänzende Therapie von behandlungsbedürftigen Komorbiditäten empfiehlt sich ein modulares Vorgehen, um Patient:innen ein personalisiertes Behandlungsprogramm erstellen zu können.

5.2 Betriebssystem für die Psychiatrie. Ein modularer Ansatz

Da, wie dargestellt, psychotherapeutische Verfahren trotz jahrelanger Verfügbarkeit in der Praxis nicht flächendeckend in der Versorgungspsychiatrie in die Umsetzung kommen, sondern meist relativ störungshomogen arbeitenden Sonderstationen vorbehalten bleiben, muss ein psychotherapeutischer Gesamtbehandlungsplan von der Aufnahme und Krisenintervention bis zur Entlassung, im besten Falle in eine ambulante Therapie, passend zusammengestellt werden. Franz & Lucke (2021) machen mit den skizzierten Behandlungspfaden für die Borderline-Störung einen ersten Aufschlag, gleichzeitig fehlt auch hier die Therapie der behandlungsbedürftigen Komorbiditäten. Dafür braucht es ein Behandlungskonzept, das durch ein schulenübergreifendes Störungsmodell (Rief & Strauß 2021; Hofmann & Hayes 2018) Akzeptanz findet und neben Evidenzbasierung folgende weitere Kriterien erfüllt (vgl. Franz & Lucke 2021, S. 46): Anwendbarkeit in der Praxis und Praktikabilität bei schwer psychisch Kranken, eine verstehbare Sprache für Patient:innen und Personal, Umsetzbarkeit und Alltagstauglichkeit auch in angespannten Krisensituationen, Passung für alle Mitarbeiter:innen, – auch die im Dreischichtsystem arbeiten, sowie die Ausbildung in einer störungs- und berufsgruppenübergreifenden psychotherapeutischen Grundkompetenz.

Ein modulares Vorgehen bietet die Möglichkeit, diese Kriterien zu berücksichtigen und gleichzeitig eine Krisen- sowie Komorbiditätsbehandlung zu integrieren. Es kann so einen Weg zu einer individuell gestalteten stationären Psychotherapie aufzeigen (Bohus et al. 2012; Herpertz 2017; Rief & Strauß 2021; Franz & Lucke 2021). Dafür haben wir ein System modularer kompetenzorientierter Psychotherapie für Mitarbeiter:innen in Psychiatrisch-psychotherapeutischen Kliniken erstellt, das anhand evidenzbasierter Methoden das Ziel verfolgt, eine individuelle therapeutische Umgebung zu schaffen, die funktionales Verhalten bei Patient:innen verstärkt, dysfunktionales Verhalten reduziert, und Patient:innen in den ihnen individuell fehlenden kognitiven, emotionalen, behavioralen und interaktionellen Kompetenzen trainiert, mit denen sie (wieder) in einem ambulanten Setting zurechtkommen. Es orientiert sich dabei an einem verfahrensübergreifenden (Rief & Strauß 2020) und kompetenzorientierten Modell. Es erfolgt eine Unterteilung in Basis- und Spezifische Module (Bohus et al. 2012), die im Folgenden näher dargestellt werden.

5.2.1 Basismodule in der Arbeit mit Patient:innen

Die sog. Basismodule sind allgemeine Module (→Kapitel 1), die störungsübergreifend angewendet werden können. Sie enthalten Basiskompetenzen zur Gestaltung der Therapie (→Abb. 5.1). Unabhängig davon, auf welcher Station sich Mitarbeiter:innen gerade, z. B. in ihrer Rotation in der Facharztweiterbildung, befinden, können sie diese Kompetenzen in ihrer Arbeit mit dem Patienten nutzen. Neben dem Basis-Modul »Therapeutenverhalten«, das sich vor allem mit Kompetenzen für die jeweiligen Therapeut:innen beschäftigt (→Kapitel 6; Rief et al. 2021), gibt es ein Basismodul, das Basiskompetenzen für das gesamte Team bereithält – ebenfalls unabhängig von den im Team zu behandelnden Diagnosen. Neben Kompetenzen finden sich in den Basis-Modulen auch allgemeine Interventionen, die Mitarbeiter:innen störungsübergreifend anwenden können, was an dieser Stelle nicht weiter differenziert werden soll.

Eine Besonderheit der in diesem Kapitel veranschaulichten Basismodule besteht darin, dass sie verschiedene Berufsgruppen gemeinsam adressieren. In dem hier vorgestellten Ansatz, entwickelt für die stationäre Psychiatrie, fassen wir unter Therapeut:innen alle Berufsgruppen zusammen, die während der Behandlung therapeutisch wirksam werden und gleichzeitig die drei größten Berufsgruppen darstellen: Pflegemitarbeiter:innen, Ärzt:innen und Psycholog:innen. Zur Gewährleistung eines ähnlichen Ausbildungsstands aller Mitarbeiter:innen bezüglich der Möglichkeit eine gemeinsame Betriebssprache zu sprechen, (Franz 2019), werden die Mitarbeiter:innen in den Inhalten der einzelnen Basismodule geschult. In Form von autodidaktischen Materialien (E-Learning-Module, Videos, Präsentationen) haben Mitarbeiter:innen so rund um die Uhr und auch aus dem mobilen Arbeiten heraus die Möglichkeit sich selber Basiskompetenzen und allgemeine Interventionsstrategien anzueignen, was dem Dreischichtsystem der Psychiatrie Rechnung tragen kann. Ergänzt wird das Fortbildungs-

Basismodule – störungs- und berufsgruppenübergreifend	
Therapeutenverhalten (Ärzt*innen, Psycholog*innen, Pflegemitarbeiter*innen)	**Teamverhalten (multiprofessionell)**

Kompetenzen und Interventionen:
• Problemerhebung, Fokusauswahl und Problemaktualisierung und kategoriale Diagnostik
• Motivationale Klärung
• Formulieren von Therapiezielen
• Störungsmodell erstellen
• Psychoedukation
• Transfer in Alltag und Selbstmanagement fördern, Rückfallprophylaxe
• Gesprächstechniken:
  • Validieren
  • Motivationsaufbau, Commitmentstrategien
  • Ressourcenorientierte Gesprächsführung
  • Empathisch konfrontieren
  • ...
	Kompetenzen und Interventionen:
	• Haltung als Team: Unterstützung bei Entwicklung von Lösungen
	• Problem- und Bedingungsanalyse
	• Kontingenzmanagement: Krisenmanagement, Entscheidungsalgorthmen
	• Effizientes Besprechungswesen – mit und ohne Patient*innen
	  • Hüter der Zeit, Hüter dier Dialektik
	  • Zielorientiert
	  • Feedbackregeln
	  • Berücksichtigen von Dienstwegen
	• Effizientes Aufnahme- und Entlassungsmanagement
	• ...

Abb. 5.1: Basismodule zum Erlernen und Umsetzen für Mitarbeiter:innen aller Berufsgruppen. Die einzelnen Module untergliedern sich in weitere Kapitel.

angebot durch Workshops und Supervision. Die Ausbildung in den Basismodulen liefert Mitarbeiter:innen eine Struktur für die grundlegende und alltägliche Arbeit mit Patient:innen, störungsübergreifend, was vor allem für Berufsanfänger:innen hilfreich ist.

Während sich das Basismodul »Therapeutenverhalten« so auch in ähnlicher Form bei anderen Autoren findet, soll hier das Basismodul »Teamverhalten« für die stationäre Psychiatrie näher vorgestellt werden: ein Fokus des Moduls ist wie auch im Basismodul »Therapeutenverhalten«, die Erreichung der allgemeinen Wirkfaktoren (Grawe 2004) gemeinsam als multiprofessionelles Team. Dabei ist ein Ziel die administrativen Tätigkeiten und Besprechungen auf den Stationen so effizient zu strukturieren, dass möglichst viel Arbeitszeit der Mitarbeiter:innen am Patienten stattfindet und nicht am PC-Arbeitsplatz oder in Aushandlungen untereinander.

Ein weiterer Fokus im Basismodul »Teamverhalten« liegt auf lerntheoretischem Grundwissen, damit das multiprofessionelle Team sich bewusst wird über sein individuelles Verstärkerpotential gegenüber Patient:innen, sowohl im positiven als auch im negativen. Traditionell reagieren Behandler in der Psychiatrie aufgrund ihrer Ausbildung auf Patient:innen eher beschützend-verständnisvoll, ggf. custodial. Je nach Problemverhalten kann dies aber zu einer dysfunktionalen Abnahme von Eigenverantwortung beim Patienten und sogar einer Verstärkung der Symptomatik führen bis hin zu chronifizierten Verläufen und Hospitalisierungen. Daher ist ein Trainingsinhalt bereits in den Basismodulen ein adäquates Kontingenzmanagement gegenüber dem (Problem-)Verhalten von Patient:innen. Die Technik des Kontingenzmanagements sollten auch die einzelnen Therapeut:innen beherrschen. Gleichzeitig ist für ein erfolgreiches Herstellen eines therapeutischen Settings, in dem dysfunktionales Verhalten reduziert und Alternativverhalten verstärkt wird, das ganze Team von Nöten, sodass wir es vor allem bei der Teamvariable ansiedeln.

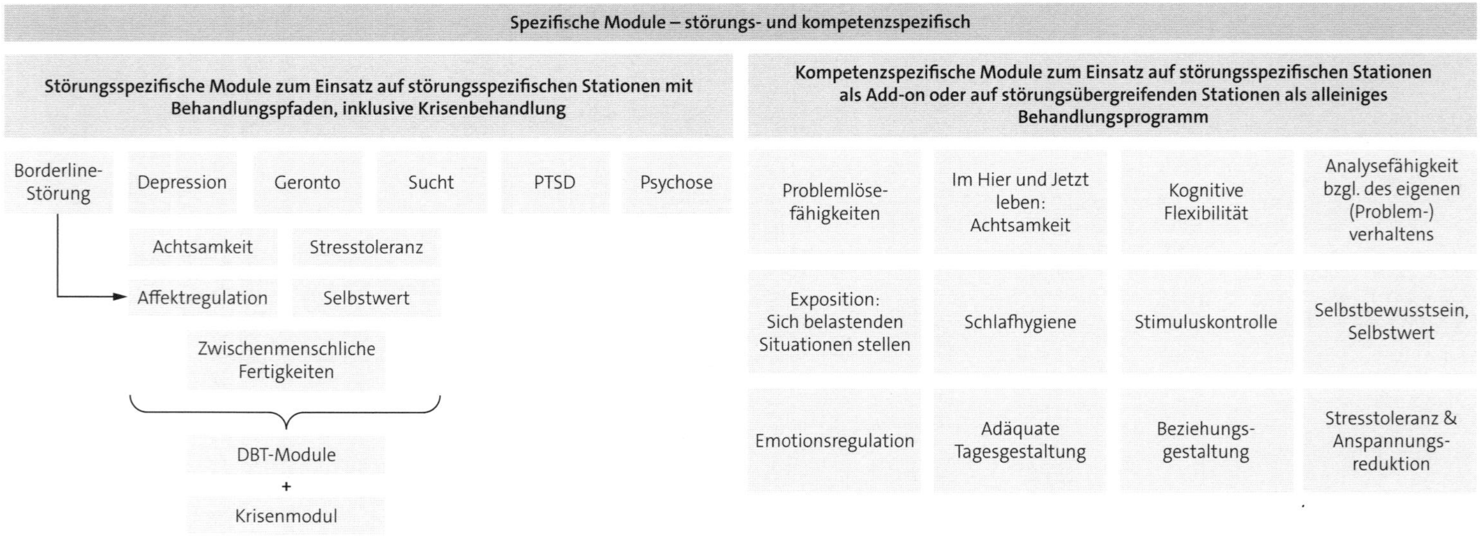

Abb. 5.2: Störungsspezifische Module zur Behandlung verschiedener Diagnosen bei Patient:innen von der Krisenbehandlung bis zur elektiven Therapie der jeweiligen Störung (am Beispiel der Borderlinestörung) sowie kompetenzspezifische Module, aus denen Patient:innen ein individuelles Behandlungsprogramm zusammengestellt bekommen nach vorheriger Diagnostik.

Mehrere Inhalte der zwei Basismodule wurden bereits in einer Machbarkeitsstudie untersucht (Lucke et al. 2020), in der gezeigt werden konnte, dass sie von Behandler:innen in der Klinik als gemeinsame Arbeitsgrundlage akzeptiert werden – unabhängig von der beruflichen Qualifikation – und für psychiatrische Patient:innen als relevant und hilfreich wahrgenommen werden.

5.2.2 Spezifische Module: Störungsspezifisch und Kompetenzspezifisch

Die spezifischen Module unterteilen sich in zwei Kategorien, innerhalb derer unterschiedlich vorgegangen wird. Zum einen die *störungsspezifischen Module*, die sich im Setting einer einzelnen Station befinden, und den *kompetenzspezifischen Modulen*, die für diagnoseübergreifende (»allgemeinpsychiatrische«) Stationen entwickelt sind bzw. für die Behandlung von Komorbiditäten, welche auf den störungsspezifischen Schwerpunktstationen nicht adressiert werden können (→ Abb. 5.2). Das bedeutet für die *störungsspezifischen Schwerpunkte* der psychiatrischen Behandlung ein Angebot einer jeweiligen evidenzbasierten Methode wie z. B. DBT für die Schwerpunktstation der Borderline-Persönlichkeitsstörung, CBASP für chronische und IPT für episodische Depression oder die Selbsterhaltungstherapie (SET; Romero 2004, Romero & Zerfaß 2013) für Demenz, ähnlich der Forderung von Herpertz et al. (2021). Sowohl die Mitarbeiter:innen als auch die Führungskräfte werden in den kompletten Curricula der Methoden durch Institute trainiert und fortlaufend supervidiert. Gleichzeitig werden die Methoden organisatorisch in Form von Behandlungspfaden vorgehalten, was aus Sicht der Patient:innen bedeutet, dass sie von der Krise bis zur elektiven Therapie störungsspezifische Module durchlaufen können. Eine ausführliche Darstellung eines störungsspezifischen Behandlungsprogramms, das für psychiatrische Patient:innen auch in der Krise Module (z. B. Anspannungsreduktion, Adäquate Tagesgestaltung oder Analyse Problemverhalten) beinhaltet, die als Ziel haben auf eine elektive Therapie vorzubereiten und Patient:innen in die Lage zu versetzen, eine elektive Therapie wahrzunehmen und durchzuhalten, findet sich bei Franz & Lucke (2021). Damit wird das Modell auch der Forderung von Bohus (2020) gerecht, Psychiater:innen vor allem in der Psychotherapie für die Krisen- und Akutbehandlung auszubilden.

Da eine solche störungsspezifische Behandlung aber, wie oben skizziert, in der Psychiatrie aufgrund behandlungsbedürftiger Komorbiditäten nicht ausreicht, gibt es die kompetenzspezifischen Module als Add-on in der Behandlung, die individuell, je nach Kompetenzdefizit der Patient:innen zusammengestellt werden. Wenn zum Beispiel eine Patientin mit einer Depression zusätzlich auch unter erheblichen Schwierigkeiten im Bereich Stresstoleranz leidet, könnte sie zusätzlich zu ihrer Depressionsbehandlung von dem Modul »Stresstoleranz & Anspannungsreduktion« profitieren und bekäme dies in ihr personalisiertes Therapieprogramm. Es findet dafür eine Loslösung von der Störung statt und anhand eines Screenings werden transdiagnostisch Kompetenzdefizite bei Patient:innen ermittelt (vgl. Barlow et al. 2017). Das Zusammenwirken der störungsspezifischen Schwerpunkt-Module und der kompetenzspezifischen Module in der Behandlung der Patient:innen wird weiter unten im Abschnitt »Ausblick stationäre Versorgung« näher erläutert (→Kapitel 5.4). Kompetenzspezifische Module können ebenfalls eingesetzt werden auf diagnoseübergreifenden Stationen, um so Patient:innen unterschiedlicher Störungen nach einem individuellen Therapieplan behandeln zu können. Im Folgenden wird die Herleitung der kompetenzorientierten Module sowie in einem späteren Abschnitt deren Darstellung am Beispiel einer allgemeinpsychiatrischen Tagesklinik fokussiert.

Um die Frage zu beantworten, welche Psychotherapie man in Psychiatrischen Kliniken zur Behandlung der vorherrschenden Störungsgruppen benötigt, wurden die Leitlinien (S3, S2, S1) dieser hinsichtlich der empfohlenen psychotherapeutischen Interventionen ausgewertet. Dabei ergab sich, dass trotz unterschiedlicher Störungen in den verschiedenen Leitlinien auf eine bestimmte Anzahl derselben Interventionen verwiesen wird, die ebenfalls dieselben psychologischen Mechanismen bei Patient:innen fokussieren, wenn teilweise auch mit etwas unterschiedlichen Inhalten. Veranschaulicht am Beispiel der Exposition als einer Intervention, die den psychologischen Mechanismus des Extinktionslernens adressiert: Patient:innen mit einer Panikstörung und/oder Agoraphobie sollten mit Hilfe einer Expositionstherapie behandelt werden (Alpers et al. 2021). Die Empfehlung, dass die Therapie Expositionselemente enthalten sollte, liegt aber auch in weiteren Leitlinien vor (z. B. Zwangs-, Trauma- oder Essstörungen; DGPPN 2013; DeGPT 2019; Herpertz et al. 2020). Zusätzlich wird auch bei der Borderline-Störung in einer Pilotstudie die neue Methode »structured exposure DBT« untersucht mit dem Fokus auf traumatische Entwertungen in der Kindheit (Kwon 2022). Somit begründet sich das Mechanismen-basierte Rationale für eine Zusammenfassung von Interventionen. Die bei verschiedenen Störungen empfohlenen Interventionen oder Methoden wurden im nächsten Schritt zu unterschiedlichen Kompetenzmodulen zusammengestellt (→Abb. 5.2) und als Gruppenprogramme ausgearbeitet. Die Zuordnung der Patient:innen zu den einzelnen Kompetenzmodulen wird gerade zusammen mit der Arbeitsgruppe um Rief entwickelt, analog zu einer dort bereits früheren entstandenen Fertigkeitsdiagnostik (Stenzel & Rief 2011). Angedacht ist, dass die Patient:innen ein Screening auf Kompetenzdefizite durchlaufen, auf dessen Basis ihr individuelles, Mechanismen-basiertes Behandlungsprogramm erstellt wird.

Für sowohl die störungsspezifischen Schwerpunktmodule als auch die kompetenzspezifischen Module werden dabei immer zwei Perspektiven angesprochen, einmal die der Mitarbeiter:innen und einmal die der Patient:innen. Mitarbeiter:innen durchlaufen Anleitungen für die einzelnen Module, um die Inhalte mit Patient:innen therapeutisch bearbeiten zu können. Die Ausbildungsinhalte laufen analog zu der Darstellung bei den Basismodulen ab. Aus Sicht der Patient:innen setzt sich deren Behandlungsprogramm aus individuellen Therapie-Modulen, hauptsächlich in Form von Gruppenangeboten und Einzelgesprächen sowie unterstützenden digitalen Materialien, zusammen, die sie benötigen, um wieder in ein eigenständiges ambulantes Leben zurückkehren zu können (→Abb. 5.3).

Module	Basismodule		Basismodul und Kompetenzspezifische Module
Exemplarische Darstellung einer modularen tagesklinischen Behandlung **Fallbeispiel Herr Z.**			
Ablauf Behandlung allgemein	Vorgespräch: Anamnese, Prüfen (Kontra-)Indikation und Commitment, Behandlungsvertrag besprechen, Screening Kompetenzdefizite	Aufnahmegespräch: Aktualisierung Anamnese und Risikoaspekte, Zielvereinbarung, Auswahl Kompetenzspezifische Module	Teilnahme am individuellen Therapieprogramm mit Laufzettel (Festhalten der übergeordneten und Wochenzielen) und Logbuch (Festalten der Aufgabe und take-home-message jeweiliger Gruppen) Besuch der Gruppen-Module, ggf. Einschleusung in die Gruppen mit Hilfe von digitalen Präsentationen und Infovideos Bezugstherapeutengespräche mit Ärztin/Psychologin und Pflege
Fallbeispiel Herr Z.	12 J., ledig, lebt bei Großvater, Mutter mehrere Suizidversuche, Pat. mehrere stationäre Aufenthalte (KJP), in 2. Ausbildung (1. abgebrochen), tlw. kriminelles soziales Umfeld, Delinquenz »Drogendealen«, Substanzmissbrauch in der Vergangenheit, bereits einmal verurteilt, Schulden Agoraphobie mit ausgeprägtem Vermeidungsverhalten, hohes Anspannungsniveau, Regulation von Gefühlen durch Überkompensationsmechanismus	**Übergeordnete Ziele:** Aufgabe von Vermeidungsverhalten Strategien zur Anspannungs- und Emotionsregulation lernen Abstinent bleiben Selbstständigkeit erlangen hinsichtlich Finanzen und Wohnung **Abgeleitete Wochenziele:** ... Spannungsprotokoll führen, Stresstoleranz-Skills anwenden, Schuldenplan aufstellen, wieder in eigener Wohnung übernachten ...	**Teilnahme an Modulen:** Analyse Problemverhalten, Anspannungsreduktion, Aufgabe von Vermeidungsverhalten, gesünder Leben (Ernährungsberatung und Kochen) Im Verlauf: Hinzunahme von Emotionsregulation Fokus in den **einzeltherapeutischen Gesprächen mit Ärztin:** Planen und Durchführen individueller Expositionen Fokus in den **einzeltherapeutischen Gesprächen mit Pflege:** Vertieftes Skillstraining (auch Anti-Craving), Verhaltensexperiment zu Übernachten in eigener Wohnung, Rückfallprophylaktisch Sammeln von Frühwarnzeichen, Aufstellen von Notfallpan Ergänzend Gespräche mit **Sozialarbeiterin** zur finanziellen Situation und Umsetzen von Maßnahmen zur Eigenständigkeit Bewegungs- und Ergotherapie

Abb. 5.3: Exemplarische Darstellung einer modularen tagesklinischen Behandlung.

MERKE
Die hier vorgestellten Basismodule enthalten für Therapeut:innen und das ganze Team Kompetenzen und Interventionen für die Behandlung von Patient:innen, unabhängig von deren Störung. Die störungsspezifischen Module sind in Behandlungspfaden enthalten, inklusive der Krisenbehandlung, für einzelne Störungsgruppen in der stationären Psychiatrie. Kompetenzspezifische Module ergänzen das Angebot zur Behandlung von Komorbiditäten. Sie bieten außerdem die Möglichkeit auf störungsübergreifenden Stationen für Patient:innen ein personalisiertes kompetenzorientiertes Behandlungsprogramm zu erstellen.

5.2.3 Umsetzung in der Psychiatrie

Für eine Darstellung, wie die verschiedenen Module in der stationären Versorgung implementiert werden können, wird die Bedeutung des kompetenzorientierten Vorgehens für die verschiedenen Ebenen in der Psychiatrie und deren Besonderheiten betrachtet.

Perspektive der Patient:innen: Patient:innen bekommen auf einer diagnoseübergreifenden Station eine auf ihre Primärdiagnose und ggf. Komorbiditäten zugeschnittene Behandlung. Dabei wird nicht die Diagnose als solche in den Vordergrund gestellt, sondern die Schwierigkeiten auf behavioraler, kognitiver oder emotionaler Ebene, manchmal auch der sozialen, die zur Aufnahme geführt haben. Anhand eines Screenings werden die momentan fehlenden Kompetenzen ermittelt, die Patient:innen benötigen, um mit diesen Schwierigkeiten sich außerhalb der Klinik wieder weitgehend alleine oder mit Bezugssystemen wie z.B. Betreuer:innen, ambulanten Psychotherapeut:innen, Psychiater:innen oder Hausärzt:innen zurechtzufinden. Im Laufe der Behandlung wird fortlaufend evaluiert, welche Ziele erreicht wurden anhand der Goal Attainment Scale (Kiresuk & Sherman 1968), welche anderen Kompetenzen ggf. auch in den Fokus genommen werden können anhand des oben erwähnten Screenings, und welche nicht weiter bearbeitet werden müssen. Dabei geht es nicht darum, dass Patient:innen am Ende einer Behandlung über alle Kompetenzen in Abbildung 5.2 auf einem hohen Funktionsniveau verfügen, sondern die pathologischen psychologischen Mechanismen so adressiert wurden, dass Patient:innen nicht mehr länger auf ein stationäres Setting angewiesen sind.

Perspektive der jeweiligen Station und der Mitarbeiter:innen: Auf einer Station sind alle Mitarbeiter:innen dafür verantwortlich, für Patient:innen einen Rahmen zu schaffen, der ihr Problemverhalten reduziert und dazu beiträgt, stattdessen Kompetenzen aufzubauen. Daher werden alle Berufsgruppen an verschiedenen Stellen in den Therapieprozess einbezogen: in gemeinsam geführten Aufnahmegesprächen, in der täglich einmal stattfindenden Übergabe, die sich an den jeweiligen, in Unterstützung mit dem Team formulierten Zielen der Patient:innen orientiert, sowie in der multiprofessionellen Behandlungsplanung. Außerdem bieten alle Berufsgruppen therapeutische Gruppen und strukturierte Bezugsgespräche an. Mitarbeiter:innen benötigen auf einer solchen Station die Bereitschaft, im multiprofessionellen Team die Zielerreichung der Patient:innen zu unterstützen, auch in den sog. »Tür-und-Angel«-Kontakten. Mitarbeiter:innen, deren Vorlieben in der klassischen psychiatrischen Arbeit liegen, können sich vorranging in der Krisenbehandlung engagieren, die weniger zeitintensive therapeutische Arbeit vorsieht und eher eine Vorbereitung auf eine elektive Therapie darstellt. Gleichzeitig entlasten sie so ihre Kolleg:innen, die mehr Zeit für therapeutische Einzelgespräche und Gruppeneinheiten benötigen und für die eine solche Möglichkeit ein attraktives Angebot als Arbeitnehmer:innen darstellt. Eine solch ressourcenschonende Organisation der Station braucht entsprechende Führungskräfte der mittleren Ebene (Oberärzt:innen, Leitende Pflegekräfte, Leitende Psychologen), die gemeinsam im Tandem die Brücke zwischen der strategischen Ausrichtung und dem operativen Tagesgeschäft schlagen (Schnoor et al. 2014) und die Basismodule entsprechend beherrschen, im besten Fall modellhaft anleiten können.

Perspektive der Organisation Klinik: Je nachdem wie eine psychiatrische Klinik bislang gearbeitet hat, kann das hier vorgestellte, flächendeckende und settingübergreifende Behandlungsmodell eine bedeutsame Umstrukturierung nach sich ziehen. In großen Kliniken empfiehlt sich das beschriebene Bilden von störungsspezifischen Schwerpunkten, kleinere Kliniken mit wenigen Stationen können bei einem diagnoseübergreifenden, allgemeinpsychiatrischen Konzept bleiben und sich der Basis- und kompetenzspezifischen Module bedienen. In jedem Fall sollte die gesamte Klinikleitung (Geschäftsführung, Ärztliche und Pflegerische Direktion) gemeinsam die Umsetzung des Behandlungsmodells vorantreiben und bei den Führungskräften der mittleren Ebene ein entsprechendes Commitment zum inhaltlichen Programm aufgrund ihrer herausragenden Rolle erzeugen (vgl. Franz & Lucke 2021).

Mitarbeiter:innen aller Berufsgruppen, aber auch die Teams benötigen gemeinsam fortlaufende Schulungen in den verschiedenen therapeutischen Inhalten sowie in der Organisation einer Station mit effektiver Besprechungskultur bei gleichzeitiger Ressourcenknappheit. Vor allem digitale Schulungsmaterialien unterstützen hier, da diese auch im Nacht- oder Wochenenddienst oder von zuhause aus zugänglich sind und im eigenen Tempo bearbeitet werden können. Nur konsequent erscheint es, gerade im Bereich der Pflege, Inhalte schon in der schulischen und universitären Ausbildung zu vermitteln. Dafür werden momentan die ersten Curricula im jeweiligen Unterricht der konzernangehörigen Schule für Gesundheitsberufe erprobt sowie in Kooperation mit der Fachhochschule Mainz erste Inhalte für einen Masterstudiengang erstellt. Auch hinsichtlich der Stellenbeschreibungen bedarf es Anpassungen, da das Profil einer psychiatrischen Pflegekraft bislang kein therapeutisches Arbeiten vorsieht. Für Assistenzärzt:innen gibt es ein gestuftes Weiterbildungsprogramm, je nach Jahr in der Facharztweiterbildung. Ein praxisnaher Umsetzungsleitfaden beschreibt detailliert das Vorgehen eine modulare, kompetenzorientierte Psychotherapie in der Psychiatrie zu implementieren (Franz & Franz, in Vorbereitung *a*) und geht dabei auch ausführlich auf die Vorteile des Ansatzes ein – neben Verbesserung der Patientenversorgung, auch ein Zugewinn an Attraktivität als arbeitgebende Klinik in zwei Berufsgruppen, die vom Fachkräftemangel schon jetzt und in Zukunft immer mehr betroffen sind (Biernoth 2016; Lüthi & Studer 2017).

MERKE

Für das Gelingen der Umsetzung des beschriebenen modularen, kompetenzorientierten Vorgehens braucht es eine gemeinsame Entscheidung der Klinikleitung, bestehend aus Geschäftsführung, Ärztlichem Direktor und Pflegedirektor. Zusätzlich wird ein detaillierter Projektplan benötigt, der sich mit der Implementation auf den verschiedenen Ebenen auseinandersetzt und auf deren Ineinandergreifen hinwirkt. Die zentrale Steuerung durch ein Projektteam wird empfohlen (Franz & Franz, in Vorbereitung *a*).

5.3 Beispiel teilstationäre Versorgung

Auch wenn die Evidenz für tagesklinische Behandlungen noch unklar ist und die Personalkosten höher ausfallen können als für eine stationäre Therapie, findet sich eine solche Einrichtung an fast jedes Psychiatrisches Krankenhaus oder Psychiatrische Abteilung angegliedert (Lang et al. 2015; Kallert et al. 2007). Die Tendenz der Inanspruchnahme scheint außerdem zu steigen – wurden 2017 noch rund 150 000 teilstationäre Behandlungsfälle verzeichnet, waren es 2019 bereits rund 170 000 Fälle (DGPPN 2019, 2022); das Angebot von Plätzen hat sich in 20 Jahren fast verdreifacht, von 5165 Behandlungsplätzen im Jahr 1999 (Seidler et al. 2006) auf 15 397 Plätze in 2019 (DGPPN 2022). Die vorgehaltenen Behandlungsprogramme sind sehr unterschiedlich, von stützenden Ansätzen bis hin zu störungsspezifischen Therapien (Zeeck et al. 2002). Eine Befürchtung bei der Ausrichtung von Tageskliniken besteht darin, dass eine teilstationäre (Über-)Versorgung von Leichtkranken immer mehr in den Fokus rücken könnte zuungunsten der schwererkrankten psychiatrischen Patient:innen (Engfer 2004). Der hier vorgestellte modulare, kompetenzorientierte Ansatz begegnet einer Unterversorgung von psychiatrisch Schwerkranken, indem er verschiedene Funktionsniveaus und auch Chronifizierungsgrade adressieren kann. Durch individuelle Therapiepläne ist die teilstationäre Behandlung eines Menschen mit chronifizierter F2-Diagnose genauso möglich wie diejenige eines jungen Akademikers mit THC-Abhängigkeit und ADHS, der erstmalig an einer Panikstörung erkrankt.

Eine ausführliche Darstellung des modularen, kompetenzorientierten Ansatzes, inkl. Beschreibung und praxisnahe Anleitung der einzelnen Module, findet sich in Franz& Franz (in Vorbereitung *b*). An dieser Stelle soll die Anwendung am Beispiel unserer Tagesklinik für modulare, kompetenzorientierte Psychotherapie skizziert werden, die 2022 in Kooperation mit der Arbeitsgruppe um Rief (Philipps-Universität Marburg) eröffnet wurde. Im Fokus steht hier vor allem die Perspektive der Patient:innen.

Die Perspektive des Teams und der einzelnen Therapeut:innen findet sich im obengenannten Gesamtwerk.

Zu dem ersten Baustein einer Behandlung in der Tagesklinik gehört das Vorgespräch mit Patient:innen, ggf. Angehörigen oder Betreuern. Es ist neben dem Erheben der Anamnese bereits ein wichtiger Schritt in der therapeutischen Beziehung hinsichtlich Aufbau von Veränderungsmotivation, indem Patient:innen hier die Gelegenheit bekommen sich für eine teilstationäre, kompetenzorientierte Behandlung zu entscheiden. Dafür erfolgt eine ausführliche Darstellung des Konzeptes sowie des teilstationären Alltags und Beantwortung von Fragen. Gegenseitige Erwartungen werden besprochen. Patient:innen haben nach dem ambulant stattfindenden Gespräch Bedenkzeit bevor sie sich für oder gegen eine Aufnahme entscheiden. Bei vorliegender Störung nach ICD-10 mit ausreichendem Schweregrad finden sich nur wenige Kontraindikationen wie akute Suizidalität, Fremdgefährdungsaspekte oder andere Gründen (z.B. momentane Ausprägung der Störung, Intoxikation), die ein stationäres Setting erfordern. Sollte eine teilstationäre Aufnahme indiziert sein, erfolgt im Rahmen des Vorgesprächs außerdem das Screening auf Kompetenzdefizite, dessen Ergebnis im Aufnahmegespräch und bei Behandlungsplanung wieder aufgegriffen wird.

Durch die ausführliche Anamneseerhebung sowie Commitmentprüfung (Basismodul Therapeutenverhalten) im ambulanten Setting kann die multiprofessionell durchgeführte Aufnahme meist relativ kurz gehalten werden und sich auf Aktualisierung der bereits erhobenen Symptomatik beschränkt werden, was zum einen für das Team ein zeitschonenderes Vorgehen bedeutet und gleichzeitig Patient:innen nicht vor die Herausforderung stellt, innerhalb kurzer Zeit mehrfach Krankheits- und Lebensgeschichte zu erzählen. So bleibt außerdem im ersten Gespräch in der Tagesklinik mehr Zeit direkt in eine Zielvereinbarung (Basismodul Therapeutenverhalten) zu gehen. Patient:innen erhalten hierbei eine individuelle Zielvereinbarung ausgehändigt, die es ihnen ermöglicht, zum einen ihre übergeordneten Ziele für ihre teilstationäre Behandlung wöchentlich auf einer Zielerreichungsskala einzuschätzen, und zum anderen sich konkrete Teil-/Wochenziele vorzunehmen, um einer erfolgreichen Behandlung näher zu kommen. Im ersten Gespräch wird bereits auch das soziale System der Patient:innen außerhalb der Klinik adressiert, um zu einem möglichst frühen Zeitpunkt Angehörige, Betreuer:innen oder niedergelassene Kolleg:innen einzubeziehen. Zudem wird im Aufnahmegespräch die Zuordnung zu den einzelnen Gruppen besprochen, die Patient:innen in einer Art Logbuch notieren, in dem sie für jede Gruppensitzung auch Aufgaben bis zur nächsten Woche sowie ihre persönliche take-home-message aus der Stunde festhalten. Beide Behandlungsinstrumente besprechen Patient:innen wöchentlich mit einem ihrer Bezugstherapeut:innen (Ärzt:innen, Psycholog:innen oder Pflegemitarbeiter:innen). Die einzelnen Gruppentherapeut:innen und Bezugstherapeut:innen haben außerdem die Möglichkeit sich gegenseitig Hinweise, die für die gemeinsame Behandlung der Patient:innen relevant sind, auf dem Zielerreichungsbogen zu notieren. Die Patient:innen tragen die Verantwortung, dass die Informationen bei den jeweiligen Therapeut:innen ankommen. So starten Patient:innen bereits in der ersten Woche der Behandlung zielorientiert in individuell zusammengestellten

Modulen, orientiert an den mitgebrachten benötigten Kompetenzen. Trotz Individualität wird Kohärenz in der Gruppe gefördert durch gemeinsame Veranstaltungen (Morgenrunden, Stationsgespräche etc.) oder auch ein Mentorensystem sowie die Übernahme von Gemeinschaftsdiensten. Die Einschleusung in die offen gestalteten Module erfolgt über digitales Informationsmaterial, einschließlich therapeutischer Videos, sodass ein Einsteigen in eine psychotherapeutische Gruppe jederzeit ermöglich wird.

Im Prozess der Behandlung findet, wenn notwendig, eine Anpassung an die ausgesuchten Module statt. Bezugstherapeut:innen besprechen sich gemeinsam in den Übergaben oder der Behandlungsplanung, orientiert an den Zielen der Patient:innen. Zusätzlich erfolgt eine stetige Prüfung des Commitments (Basismodul Therapeutenverhalten) von Patient:innen und ggf. Fokussierung dessen bzw. Planen des Endes der Behandlung, wenn kein ausreichendes Commitment vorliegt. Dabei wird der Aufbau von Veränderungsmotivation als Aufgabe der Therapeut:innen und des ganzen Teams verortet (Basismodule Therapeutenverhalten und Teamverhalten). Durch einen stetigen Abgleich, ob sich Team und Patient:innen noch in einem Boot befinden, soll vorgebeugt werden, dass Patient:innen »verwahrt« werden, ihre Ziele nicht erreichen, unzufrieden entlassen werden und sich therapeutische Behandlungsprogramme auf diesem Wege abnutzen, ohne dass sie wirklich aktiv von Patient:innen bearbeitet wurden. Aus letzterem resultieren häufig Patientenfälle, die resigniert in Gesprächen berichten, was sie schon alles versucht und ihnen nicht geholfen habe. Gerade bei einem Ansatz, der viele verschiedene Kompetenzen in Modulen für Patient:innen bereithält, erscheint es wichtig mit diesen sorgsam umzugehen und sie in eine zielorientierte Behandlung zu betten. Die psychiatrisch-ärztliche und pharmakologische Behandlung ergänzt durch Aufnahmeuntersuchung, Sprechstunde und wöchentliche Visite das Programm. Durch eine leitliniengerechte Psychopharmakotherapie werden Veränderungen auf Verhaltens-, Emotions- und Kognitionsebene unterstützt. Das Thema Medikamentencompliance kann sowohl in dem Modul »Analysefähigkeit des eigenen (Problem-)Verhaltens« als auch in »Adäquater Tagesgestaltung« adressiert werden. Dieses Beispiel zeigt in dem hier dargestellten kurzen Abriss, dass auch in den einzelnen Modulen der Individualität der Patient:innen Rechnung getragen wird und Therapeut:innen auf die Anliegen flexibel eingehen.

In der Regel erfolgt eine Entlassung nach sechs Wochen. Bei weiter vorliegender Indikation für eine teilstationäre Behandlung, gepaart mit klar formulierten therapeutischen Zielen, die noch realistisch zu erreichen sind, kann der tagesklinische Aufenthalt um zwei Wochen verlängert werden. Zusätzlich besteht die Möglichkeit einer Intervalltherapie, in der Zwischenzeit haben Patient:innen die Möglichkeit ihre dazu- oder wiedererlernten Kompetenzen im ambulanten Setting auszuprobieren.

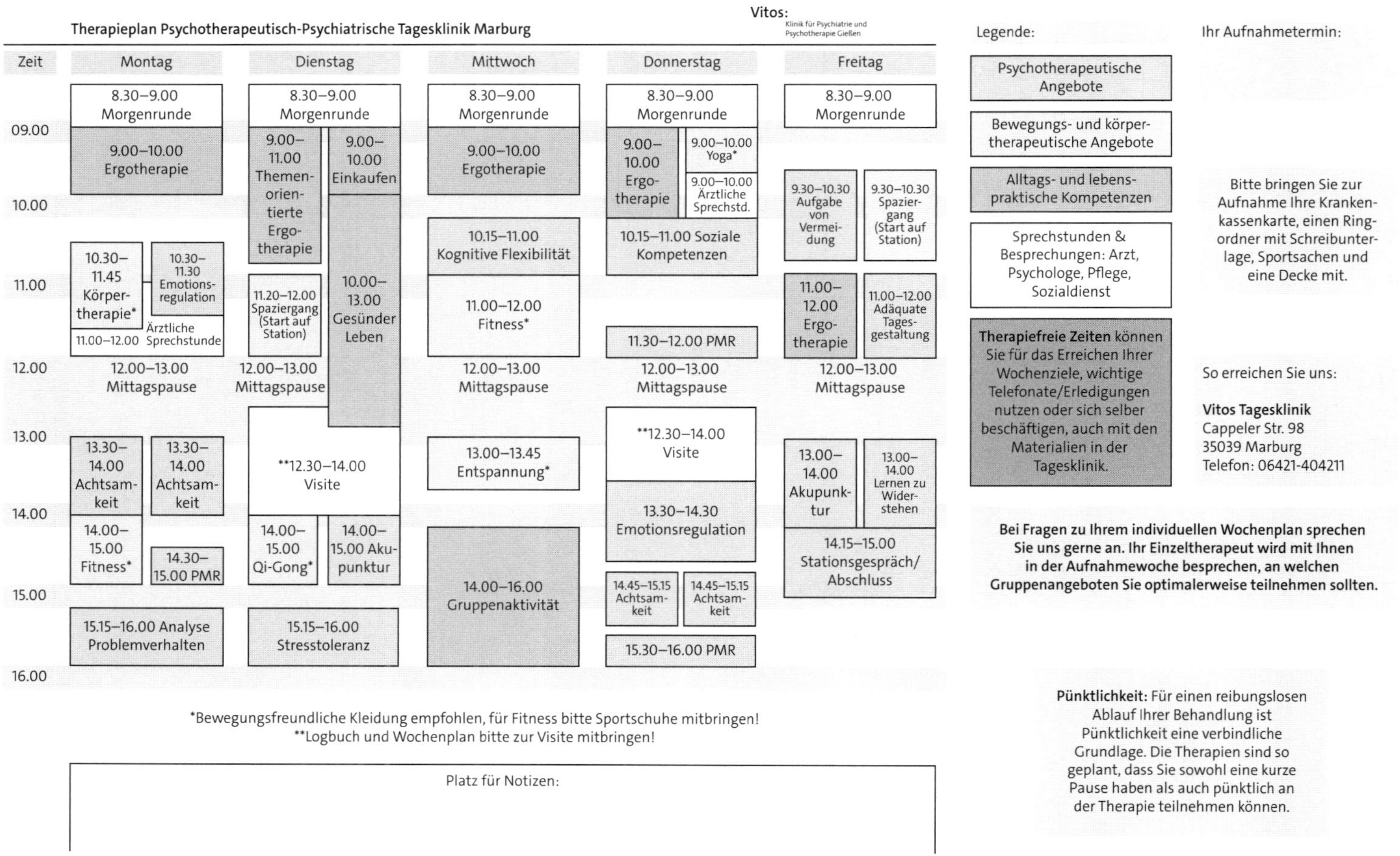

Abb. 5.4: Wochenplan, der eine Übersicht von Angeboten gibt, aus denen Patient:innen ein individuelles Behandlungsprogramm zusammengestellt bekommen.

5.4 Ausblick stationäre Versorgung

In der stationären Versorgung können, ähnlich zu dem Vorgehen in der Tagesklinik, auf diagnoseübergreifenden, allgemeinpsychiatrischen Stationen kompetenzspezifische Module eingesetzt werden. Gleichzeitig muss die Krisenintervention aus den eingangs genannten Gründen hier mehr in den Fokus genommen werden aufgrund der häufig spontanen und nicht elektiv verlaufenden Aufnahme. Im Falle, dass in einer Klinik bereits Schwerpunktstationen mit störungsspezifischen Verfahren vorliegen, können die kompetenzspezifischen Module zur Komorbiditätsbehandlung eingesetzt werden. Patient:innen werden auf der Station behandelt, deren Behandlungsprogramm am besten die vorherrschende Symptomatik adressiert. Alle weiteren behandlungsbedürftigen Kompetenzdefizite werden durch ein stationsübergreifendes Therapieprogramm aufgegriffen, das in Gruppentherapien die vorgestellten kompetenzspezifischen Module in der Psychiatrie zur Verfügung stellt. So ist es zum Beispiel einem chronisch depressiven Patienten, der auf seiner Station mit CBASP behandelt wird, möglich, an einer sich eignenden Stelle in seiner Gesamtbehandlung, seine komorbid vorhandene Angststörung durch das Modul »Exposition: Sich belastenden Situationen stellen« behandeln zu lassen, ohne, dass dafür die Therapeut:innen auf der Station für Depression in Behandlung von Angststörungen ausgebildet sein müssten. Zugleich werden Ärzt:innen und Pflegemitarbeiter:innen sich durch die vorhandenen Schulungen nach und nach immer mehr psychotherapeutische Fähigkeiten aneignen können und so für ein immer breiteres Spektrum von Störungen Behandlungskompetenzen erlangen.

Eine Evaluation des vorgestellten Ansatzes, sowohl für das teilstationäre als auch das stationäre Setting, wird zurzeit gemeinsam mit der Arbeitsgruppe um Riedel-Heller (Universität Leipzig) durchgeführt (LAEKH, 2022–2943-evBO).

5.5 Literatur

Alpers, G. W., Bandelow, B., Beutel, M. E., Hoffmann, S., Rudolf, S., Zottl, C. (2021). S3-Leitlinie Behandlung von Angststörungen, Version 2. AWMF, Kurzversion, 06. 04. 2021. Verfügbar unter: https://www.awmf.org/uploads/tx_szleitlinien/051-028k_S3_Behandlung-von-Angststoerungen_2021-06.pdf; Zugriff am 25. 06. 2022.

Barlow, D. H., Farchione, T. J., Bullis, J. R., Gallagher, M. W., Murray-Latin, H., Sauer-Zavala, S., ... & Cassiello-Robbins, C. (2017). The unified protocol for transdiagnostic treatment of emotional disorders compared with diagnosis-specific protocols for anxiety disorders: A randomized clinical trial. JAMA psychiatry, 74(9): 875–884.

Biernoth, M. (2016). Fachkräftemangel. In Employer-und Behavioral Branding im Gesundheitswesen (pp. 4–23). Springer Gabler, Wiesbaden.

Bohus, M. (2020). Zur Situation der Psychotherapie in der stationären Versorgung – ein Standpunkt zu Selbstverständnis und Anforderungen. Psyche im Fokus. Magazin der DGPPN, H. Heenemann GmbH & Co. KG, Berlin, S. 32–37.

Bohus, M., Falkai, P., Herpertz, S. (2012). Modulare Psychotherapie – Rationale und Grundprinzipien. Die Psychiatrie 9(02): 89–97.

Bundespsychotherapeutenkammer. BPtK-Standpunkt: Psychiatrie – Mehr Zeit für Psychotherapie (April 2021). Im Internet: https://www.bptk.de/wp-content/uploads/2021/04/bptk-standpunkt-psychiatrie.pdf; Stand: 25. 06. 2022.

DeGPT. S3-Leitlinie Posttraumatische Belastungsstörung. AWMF, Langfassung, 19. 12. 2019. Verfügbar unter: https://www.awmf.org/uploads/tx_szleitlinien/155001l_S3_Posttraumatische_Belastungsstoerung_2020-02_1.pdf; Zugriff am 25. 06. 2022.

Delespaul, P. H. (2013). Consensus regarding the definition of persons with severe mental illness and the number of such persons in the Netherlands. Tijdschrift voor psychiatrie 55: 427–438.

DGPPN (2019). Zahlen und Fakten der Psychiatrie und Psychotherapie. https://www.dgppn.de/_Resources/Persistent/154e18a8cebe41667ae22665162be21ad726e8b8/Factsheet_Psychiatrie.pdf; Zugriff am 25. 06. 2022.

DGPPN (2022). Basisdaten Psychische Erkrankungen. https://www.dgppn.de/_Resources/Persistent/be8589427bb02b67f5592b73cbb4d32cde26d0be/Factsheet_Kennzahlen%20 2022.pdf; Zugriff am 25. 06. 2022

DGPPN. S3-Leitlinie Schizophrenie. AMWF, Kurzfassung, 15. 03. 2019. Verfügbar unter: https://www.awmf.org/uploads/tx_szleitlinien/038-009k_S3_Schizophrenie_2019-03.pdf; Zugriff am 25. 06. 2022.

DGPPN. S3-Leitlinie Zwangsstörung. AWMF, Kurzversion, 25. 02. 2013. Verfügbar unter: https://www.awmf.org/uploads/tx_szleitlinien/038_017k_S3_Zwangsst%C3%B6rungen_2013-abgelaufen.pdf; Zugriff am 25. 06. 2022.

Engfer, R. (2004). Die psychiatrische Tagesklinik: Kontinuität und Wandel. Köln: Psychiatrie-Verlag.

Fiedler, P. & Heßler-Kaufmann, J. (2019) Transdiagnostische Interventionen in der Psychotherapie. Stuttgart: Klett-Cotta.

Franz, M. (2019). Brauchen wir eine eigene »Betriebssprache« für die Psychiatrie? Psychiatrische Praxis, 46(04): 181–183.

Franz, M. & Franz, S. (in Vorbereitung *a*). Modulare, kompetenzorientierte Psychotherapie in der Psychiatrie – Praxisnaher Leitfaden zur Umsetzung.

Franz, S. & Franz, M. (in Vorbereitung *b*). Modulares, kompetenzorientierte Psychotherapie in der Psychiatrie – Praxisnahe Darstellung für Ärzte und Pflege.

Franz, M. & Lucke, S. (2021). Borderline-Störung: Krisenintervention und störungsspezifische Behandlung. Göttingen: Hogrefe Verlag.

Franz, M., Gary, A., Jung, D., Wolff, J. (2020). Störungsbezogene Fallgruppen für eine bedarfsgerechte Krankenhausversorgung. Der Nervenarzt, 91(9): 814–821.

Grawe, K. (2004). Neuropsychotherapie. Hogrefe Verlag.

Gühne, U., Becker, T., Salize, H. J., Riedel-Heller, S. G. (2015). Wie viele Menschen in Deutschland sind schwer psychisch krank? Psychiatrische Praxis, 42(08): 415–423.

Hautzinger, M. (2021). Kognitive Verhaltenstherapie bei Depressionen. Weinheim Basel: Beltz.

Hayes, S. C., Hofmann, S. G. (2018). Process-based CBT: The science and core clinical competencies of cognitive behavioral therapy. New Harbinger Publications.

Herpertz, S. C., Roth-Sackenheim, C. (2012). Psychotherapeutische Versorgung in Deutschland. Die Psychiatrie, 9(02): 77–84.

Herpertz, S. C. (2017). Modulare Psychotherapie In: Herpertz S. C., Caspar, F., Lieb, K. (Hrsg) Psychotherapie. Funktions- und störungsorientiertes Vorgehen. München: Elsevier.

Herpertz, S. C., Schramm, E., Philipsen, A. (2021). Psychotherapie als Grundpfeiler der Psychiatrie – eine Replik. Psyche im Fokus. Magazin der DGPPN, H. Heenemann GmbH & Co. KG, Berlin, S. 44–47.

Herpertz, S., Fichter, M., Herpertz-Dahlmann, B., Hilbert, A., Tuschen-Caffier, B., Vocks, S., Zeeck, A. (2020). AWMF, Langfassung, 27. 03. 2020. Verfügbar unter: https://www.awmf.org/uploads/tx_szleitlinien/051-026l_S3_Essstoerung-Diagnostik-Therapie_2020-03.pdf; Zugriff am 25. 06. 2022

Kallert, T. W., Schönherr, R., Fröhling, D., Schützwohl, M. (2007). Patientenbezogene Therapiekosten akutpsychiatrischer tagesklinischer und vollstationärer Behandlung. Psychiatrische Praxis, 34(08): e35–e42.

Kiresuk, T. J. & Sherman, R. E. (1968). Goal attainment scaling: A general method for evaluating comprehensive community mental health programs. Community mental health journal, 4(6): 443–453.

Kwon, D. (2022). The Long Shadow of Trauma. Scientific American 326(1): 48–55.

Lang, F. U., Becker, T. & Kösters, M. (2015). Psychiatrische Tageskliniken–Evidenzlage und Stellenwert im Versorgungssystem. Fortschritte der Neurologie Psychiatrie, 83(11): 616–620.

Linehan, M. M. (1987). Dialectical behavior therapy for borderline personality disorder: Theory and method. Bulletin of the Menninger Clinic 51(3): 261.

Lucke, S., Pabst, A., Franz, M. (2020). Der Einsatz eines störungsübergreifenden, multiprofessionellen ›Betriebssystem‹ für die Psychiatrie: die Perspektive der Nutzer. Psychiatrische Praxis 47(08): 440–445.

Lüthi, R. & Studer, K. (2017). Was tut die Pflege in der Psychiatrie. Swiss Arch Neurol Psychiatr Psychother, 168(3): 81–3.

McCullough Jr., J. P. (2003). Treatment for chronic depression using cognitive behavioral analysis system of psychotherapy (CBASP). Journal of clinical psychology 59(8): 833–846.

Rief, W., Strauß, B. (2021). Ein verfahrensübergreifendes Modell für psychische Störungen als Grundlage für die Therapieplanung. In: Rief, W., Schramm, E., Strauß, B. (Hrsg.) (2021). Psychotherapie, Ein kompetenzorientiertes Lehrbuch. München: Elsevier: 57–64.

Romero, B. (2004). Selbsterhaltungstherapie: Konzept, klinische Praxis und bisherige Ergebnisse. Zeitschrift für Gerontopsychologie und -psychiatrie 17: 119–34

Romero, B., Zerfaß, R. (2013). Demenzielle Erkrankungen. In: Herpertz, S. C., Schnell, K., Fallkei, P. (Hrsg.) Psychotherapie in der Psychiatrie. Störungsorientiertes Basiswissen für die Praxis. Stuttgart: Kohlhammer. 322–55

Schnoor, J., Ghanem, M., Heyde, C. E. (2014). Das mittlere Management in der Medizin: Eine Position für Brückenbauer. Deutsches Ärzteblatt, 111(8): A-296.

Seidler, K. P., Garlipp, P., Machleidt, W., Haltenhof, H. (2006). Treatment concepts of day hospitals for general psychiatric patients. Findings from a national survey in Germany. European psychiatry, 21(2): 110–117.

Stenzel, N., Rief, W. (2011). Operationalisierte Fertigkeitsdiagnostik zur Therapieplanung. Klinische Diagnostik und Evaluation, 4(2): 111–132.

Zeeck, A., Herzog, T., Kuhn, K., Hartmann, A., Scheidt, C. & Wirsching, M. (2002). Teilstationäre Psychotherapie. PPmP-Psychotherapie·Psychosomatik·Medizinische Psychologie, 52(12): 492–499.

WINFRIED RIEF

6 Kompetenzbasierte Psychotherapie-Ausbildung und Modulare Psychotherapie: Ein neues Aus- und Weiterbildungskonzept

6.1 Einleitung

Während die bisherige Aus- und Weiterbildung in Psychotherapie stark an einem der traditionellen psychotherapeutischen Verfahren orientiert ist, mit dem Ziel, primär dieses eine Verfahren gut verstanden zu haben und umzusetzen, fordert eine modularisierte Psychotherapie hier ein Umdenken. Es wird gefordert, dass Psychotherapeutinnen und Psychotherapeuten Behandlungsansätze mit unterschiedlichem theoretischem Hintergrund verwenden können. Ob dies sinnvoll ist, an welchen Stellen dies Änderungen erzwingt, und welcher neue Rahmen hierfür definiert werden kann, wird im nachfolgenden Beitrag dargestellt.

FALLBEISPIEL

Frau M., psychologische Psychotherapeutin, arbeitet in der Suchtberatung. Sie hat sich für eine Vertiefung in analytischer Psychotherapie entschieden, jedoch festgestellt, dass diese Weiterbildung nicht für alle Bedarfe in der Suchtberatung und Suchttherapie ausreichend Handlungshilfen gibt. Deshalb hat sie Zusatzkurse in Motivational Interviewing (Miller & Rollnick 2002) absolviert, insbesondere für Suchtpatientinnen und -patienten, die bezüglich einer Veränderung des Suchtverhaltens hoch-ambivalent sind. Allerdings ist dies eigentlich nicht gestattet. Der G-BA legt in den Psychotherapierichtlinien fest: »Psychoanalytisch begründete Verfahren, Verhaltenstherapie und systemische Therapie sind nicht kombinierbar.«
Andererseits arbeitet Frau M. mit ihrer Variante absolut leitliniengerecht: Motivational Interviewing wird gerade in der Frühphase der Intervention bei stoffgebundenen Abhängigkeiten als wissenschaftlich fundiert bewertet, und in den Behandlungsleitlinien empfohlen (AWMF 2021). Welche der beiden Strategien ist nun zu befürworten, die der verfahrensübergreifenden Kombinationsmöglichkeiten oder die des Verfahrenspurismus?

MERKSÄTZE

- Eine rein an einem Therapieverfahren orientierte Ausbildung ist mit einer Evidenzbasierten Versorgung nicht kompatibel.
- Evidenzbasierte Versorgung ist im Gesundheitswesen mit einer verbesserten Versorgungsqualität verbunden.
- Es ist deshalb anzustreben, dass Psychotherapeutinnen und Psychotherapeuten so ausgebildet werden, dass sie eine evidenzbasierte Psychotherapie bei den meisten Indikationsgebieten der klinischen Praxis umsetzen können.

6.2 Behandlungsleitlinien und verfahrensübergreifende Aus- und Weiterbildung

In der Medizin und Gesundheitsversorgung gilt es zwischenzeitlich als unbestritten, dass die Orientierung an wissenschaftlich fundierten Behandlungsleitlinien zu einer deutlichen Verbesserung der Versorgungsqualität geführt hat. Allerdings spielt diese Zielsetzung im Bereich der Psychotherapieaus- und -weiterbildung aktuell eine untergeordnete Rolle: Oberstes Ziel ist aktuell – sowohl in der Weiterbildung von Psychologinnen und Psychologen in Psychotherapie als auch von Ärztinnen und Ärzten in Weiterbildung für Psychiatrie und Psychotherapie bzw. Psychosomatische Medizin und Psychotherapie – ihnen die theoretischen Paradigmen und Handlungsempfehlungen eines einzelnen Verfahrens zu vermitteln. Ob dieses Verfahren wirklich bei den nachfolgenden Einzel-Anwendungen das beste Verfahren ist oder überhaupt als evidenzbasiert bei der einzelnen Indikationsgruppe gezählt werden kann, spielt hier eine untergeordnete Rolle. Hier ist also ein entsprechendes Umdenken gefordert: Wie muss die Aus- und Weiterbildung in Psychotherapie gestaltet sein, dass Behandlerinnen die effektivste therapeutische Intervention für ein einzelnes Problem auswählen, die auch entsprechend wissenschaftlicher Evaluationsstudien als am besten fundiert gilt? Wenn dies nicht durch die Aus- bzw. Weiterbildung in einem einzelnen Therapieverfahren realisiert werden kann, sind Konzepte gefordert, wie verfahrensübergreifende Behandlungsansätze oder Behandlungsansätze aus unterschiedlichen Richtungen miteinander kombiniert werden können.

Vor dieser Herausforderung stehend erscheint es bemerkenswert, dass dies für viele Praktikerinnen und Praktiker eher als Normalität denn als Ausnahme erscheint. Bereits jetzt wird unter dem Deckmantel einer vorgegebenen Verfahrensspezifität häufig zwischen verschiedenen Verfahren bzw. verfahrensübergreifenden Ansätzen in der Versorgung kombiniert. Dies ist allerdings in den, oftmals von Verfahrensvertretern besetzten, berufspolitischen Gremien oft noch ein ungewollter Weg. Trotzdem ist anzustreben, dass im Sinne einer optimalen Patientenversorgung Therapeutinnen und Therapeuten so ausgebildet werden, dass sie die unter wissenschaftlicher Perspektive bestmögliche Intervention anbieten. Dass ein verfahrensübergreifendes oder verfahrenskombinierendes Vorgehen möglich ist, zeigen zahlreiche neue Behandlungsansätze sowie Therapiestudien, die Anleihen bei verschiedenen Theoriegebäuden unternehmen (siehe zum Beispiel die Ansätze aus der Schematherapie oder CBASP: Arntz & Jacob 2017; McCullough 2003; oder Ansätze zu integrativen Therapien: z. B. Orvati Aziz et al. 2020; oder psychodynamische Ansätze, die auch KVT-Elemente enthielten: Sattel et al. 2012).

6.3 Das übergeordnete Ziel: Ein selbstoptimierendes System an Aus- und Weiterbildung in Psychotherapie

Das übergeordnete Ziel für Aus- und Weiterbildung in Psychotherapie muss sein, dass diese der Vermittlung möglichst aller notwendigen Kompetenzen dient, die für eine erfolgreiche, evidenzbasierte Behandlung notwendig sind. Damit geht es weniger um die Vermittlung einer monotheistischen Lehre, sondern um einen kontinuierlichen Verbesserungszyklus im Dialog zwischen Theorie und Praxis. Startpunkt kann die Definition von Kompetenzprofilen sein. Erstaunlicherweise liegen Kompetenzprofile für erfolgreiche Psychotherapeutinnen und Psychotherapeuten bereits vor und wurden oftmals sehr harmonisch zwischen Vertreterinnen und Vertretern unterschiedlicher Psychotherapie-Richtungen ausgearbeitet (EACLIPT Task Force »Competences of Clinical Psychologists« 2019; UCL 2020). Beispiele solcher Kompetenzen können sein: Anwendung bestehenden Störungswissens auf die Therapieplanung; Berücksichtigung von Erkenntnissen über interkulturelle Diversität; Definition von Therapiezielen; Kompetenzen zum Aufbau von Therapiemotivation; mehr Beispiele s. u.) Damit verändert sich das Ziel der Psychotherapieausbildung weg von einer verfahrensspezi-

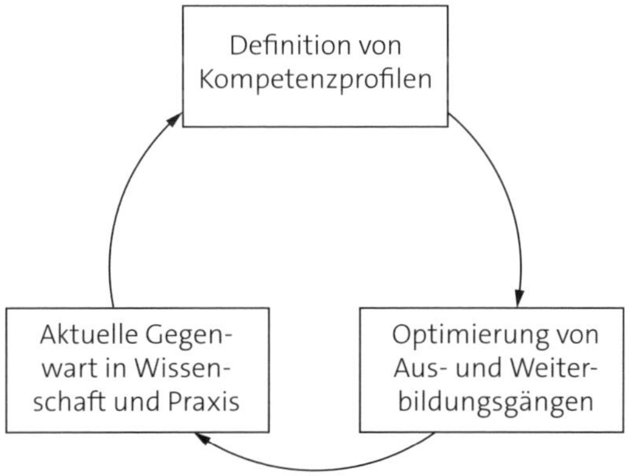

Abb. 6.1: Kompetenzprofile, Psychotherapieaus-und weiterbildung sowie wissenschaftlicher und praktischer Fortschritt als kontinuierlicher Prozess (Rief 2021).

fischen Ausbildung und hin zu einer optimierten Vermittlung der Kompetenzen des definierten Kompetenzprofils. Im Sinne einer Ausbildungsforschung muss dieses Ausbildungskonzept an der wissenschaftlichen und praktischen Realität und ihren neuen Erkenntnissen immer wieder getestet werden, und die neuen Erkenntnisse müssen zurück gespielt werden in das Kompetenzprofil, das je nach Erkenntnisgewinn immer wieder adaptiert werden muss. Daraus kann ein sich selbst optimierender Kreislauf entstehen, wie in Abbildung 6.1 dargestellt.

6.4 Welche Kompetenzen brauchen Psychotherapeutinnen und Psychotherapeuten? Drei Kompetenz-Domänen

Die notwendigen Kompetenzen von Psychotherapeutinnen und Psychotherapeuten lassen sich in drei Domänen darstellen:

1. **Wissenschaftlich fundierte Erkenntnisse über Prozesse, die zur Störung sowie zum Problemverhalten beitragen** (prädisponierende Faktoren, auslösende Faktoren, aufrechterhaltende Faktoren). Diese Erkenntnisse betreffen Erkenntnisse über die Erkrankung selbst, gehen jedoch auch darüber hinaus, um auch eine personalisierte Therapieplanung zu ermöglichen. Gerade für diesen Bereich kann festgehalten werden, dass die Wissenschaft viele Erkenntnisse bietet. Die selbsterhaltenden Dynamiken psychischer Erkrankungen sind wissenschaftlich fundiert und größtenteils gut beschrieben (z. B. die Rolle von Sicherheitsverhalten, sozialem Rückzug, kognitiv-emotionale Prozesse, körperliche Aktivierung).
2. **Wissenschaftlich fundierte Kenntnisse und Handlungskompetenzen im Bereich der Behandlungsprozesse:** Psychotherapie ist die systematische Initiierung von Veränderungsprozessen. Das Wissen darüber, wie Veränderung stattfindet und wie eine solche initiiert werden kann, ist die wesentliche Grundlage von Interventionsmodellen. Interventionsmethoden und -techniken zielen darauf ab, bestimmte Veränderungsprozesse anzustoßen und zu begleiten (z. B. erhöhte Akzeptanz von Schmerzzuständen; Verletzung dysfunktionaler Erwartungen bei Angstzuständen). Die Therapeutin bzw. der Therapeut muss die Handlungskompetenz besitzen, um auf verschiedenen Ebenen Veränderungsprozesse initiieren und begleiten zu können.
3. **Optimale Nutzung von Interaktionsprozessen:** Die Bereitschaft von Patientinnen und Patienten, auf Behandlungsangebote und die Initiierung von Veränderungsprozessen einzugehen, hängt wesentlich von der Güte der therapeutischen Beziehung ab. Deshalb benötigen Therapeutinnen und Therapeuten aller therapeutischen Richtungen eine profunde Kompetenz, Interaktionsprozesse in der therapeutischen Beziehung zu reflektieren, optimal zu gestalten, bei Störungen in der therapeutischen Beziehung zu intervenieren und die therapeutische Beziehung als eine Möglichkeit für neue Erfahrungen zu nutzen.

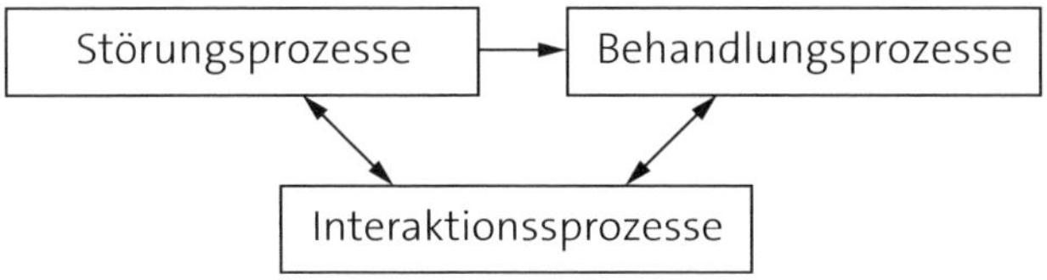

Abb. 6.2: Die drei Kompetenzdomänen psychotherapeutischen Handelns (siehe auch Stangier 2022).

6.5 Welche fachlichen Einzelkompetenzen benötigen Psychotherapeutinnen und Psychotherapeuten?

Verschiedene internationale Arbeiten zu »common factors« weisen darauf hin, dass in unterschiedlichen Psychotherapie-Verfahren (und als Ergebnis auch unterschiedlicher Erfahrungen von Psychotherapeutinnen und Psychotherapeuten) sich einzelne Prozesse identifizieren lassen, die als Basiskompetenzen letztendlich von allen Psychotherapeutinnen und Psychotherapeuten beherrscht werden müssen (Grawe 2000; Wampold et al. 2018). Nachfolgend wird eine Weiterentwicklung dieser Auswahl zentraler Themen vorgestellt:

1. Motivationsaufbau, Klärung, Lebensziele
Bei vielen Patientinnen und Patienten ist die Aufrechterhaltung der bestehenden Erkrankung eng damit assoziiert, dass sie in einem bestimmten, relativ unflexiblen Muster der Problembewältigung gefangen sind, und somit zuerst Motivation geschaffen werden muss für eine Veränderung. Der Aufbau von Motivation muss dabei zwei unterschiedliche Bereiche differenzieren, nämlich die Motivation für die Behandlung selbst versus die Motivation für eine Veränderung der aktuellen Problemkonstellation; für beide Bereiche benötigen Psychotherapeutinnen und Psychotherapeuten Kompetenzen, um sie zu fördern. Diese beiden Motivationsbereiche müssen nicht direkt korreliert sein. So können Patienten zwar gerne zur Therapie kommen (hohe Therapiemotivation), sich jedoch gegen jegliche Veränderungen in der Problemkonstellation verweigern (geringe Veränderungsmotivation). Beide Motivationsbereiche sind jedoch für eine erfolgreiche Therapie essentiell.

Gerade in neuerer Zeit erleben wir eine Reaktivierung von Ansätzen, die die notwendige Klärung von Werten und Zielen von Patientinnen und Patienten durch eine eher existentielle Perspektive unterstreichen. Die Acceptance & Commitment Therapy ACT (Hayes et al. 2014) beginnt hier zum Teil mit der existentiellen Frage, was anderen Menschen von Patientin oder Patient in Erinnerung behalten sollen, wenn diese mal gestorben sein sollten. Die Verpflichtung zu solchen übergeordneten Lebenszielen wird als Grundlage genommen, um ein »Commitment« einzugehen, die Lebensführung so zu gestalten, dass diese Lebensziele möglichst gut erreicht werden können, ggf. auch trotz Weiterbestehen der klinischen Problematik. Aber auch die Neuformulierung von Verhaltensaktivierung (behavioral activation; Hoyer & Krämer 2022) arbeitet zuerst Lebenswerte aus, um anschließend eine Entscheidung für werte- und sinnorientierte Aktivitäten zu fällen. Letztendlich geht auch die Konflikt-Ebene bei psychodynamischen Ansätzen davon aus, dass die ambivalente Motivationslage zwischen Motiven, die zur Konfliktkonstellation beigetragen haben, und Motiven, die für eine Befreiung aus dieser Konfliktlage sprechen würden, herausgearbeitet wird. Damit lässt sich festhalten, dass die Klärung von Werten und Zielen von Patientinnen und Patienten eine psychotherapeutische Grundkompetenz ist, die zwar unter unterschiedlicher Perspektive herausgearbeitet werden kann, jedoch letztendlich immer mit dem gleichen Ziel: eine Hilfe anzubieten, durch die Orientierung an Lebenswerten und Lebenssinn eine Entscheidung vorzubereiten, in welche Richtung eine Änderung in der Konfliktsituation angestrebt werden kann.

2. Symptom-Management und krankheitsfokussierte Interventionen

Die meisten Patientinnen und Patienten wünschen beim Vorliegen von psychischen Erkrankungen erstmal eine Entlastung bezüglich der Krankheitssymptome (Berking et al. 2004; Faller 2000). Gerade die Verhaltenstherapie hat viele Empfehlungen zum direkten Umgang mit Krankheitssymptomen entwickelt, aber auch die verschiedenen Dritte-Welle-Verfahren wie z. B. die Interpersonelle Psychotherapie (IPT), das Cognitive Behavioral Analysis System of Psychotherapy (CBASP) oder die akzeptanzorientierten Interventionen bei ACT bieten einen Fundus, wie Patientinnen und Patienten Empfehlungen gegeben werden können bzw. mit ihnen erarbeitet werden können, um direkt eine Reduzierung der Belastung durch die Symptome zu erreichen.

Einzelne klassische Psychotherapierichtungen haben die Krankheitslast oftmals als reinen Folgeschaden anderer Konflikte bewertet, so dass die Konfliktlösung im Vordergrund stand und keine oder nur wenig Empfehlungen zum Umgang mit der direkten Symptomatik gegeben wurden. Eine solche Betrachtungsweise missachtet, dass die Symptomatik psychischer Erkrankungen in aller Regel eine Eigendynamik entwickelt, die die Störung selbst aufrechterhält (z. B.: Angststörungen führen zu Vermeidungsverhalten, was zur Chronifizierung beiträgt; kontinuierlicher Suchtmittelkonsum lässt sich kaum dadurch beheben, dass man andere psychische Probleme klärt, ohne auf den Suchtmittelkonsum einzugehen; im Zustand einer chronifizierten Anorexie ist eine Gewichtszunahme nicht einfach und ggf. mit diversen Beschwerden verbunden, die eine Aufrechterhaltung der Essstörung fördern [z. B. Blähungsgefühl, Obstipation, Bauchschmerzen bei der Steigerung des Essverhaltens]). Deshalb gehört es zum grundsätzlichen Repertoire kompetenter Psychotherapeutinnen oder kompetenter Psychotherapeuten, auch fundierte Handlungsempfehlungen zum direkten Umgang mit der Krankheitssymptomatik (z. B. im Sinne einer Psychoedukation) geben zu können. Hierzu liegen wissenschaftlich gestützte Empfehlungen vor, und es wäre unprofessionell, diese nicht zu nutzen.

3. Exposition als verfahrensübergreifende Intervention

Löst man die Expositionstherapien aus ihrem verhaltenstherapeutischen Kontext und versucht die Zielsetzung verfahrensneutral zu formulieren, so wird deutlich, dass es sich hier nicht um ein verfahrensspezifisches Vorgehen handelt. Im Mittelpunkt steht hier die Auseinandersetzung mit Situationen, die entweder neu, angstauslösend oder anderweitig belastend sind. Durch diese Umformulierung wird deutlich, dass dies ein Ziel grundsätzlich jeglicher Psychotherapie sein muss: Es wird immer darum gehen, dass sich Patientinnen und Patienten in irgendeiner Form neuen Situationen stellen und neues Verhalten zeigen, das naturgemäß immer etwas mit Unsicherheiten und Ängsten verbunden ist. Es kann kaum eine Therapie erfolgreich sein, wenn sie nicht eine Idee dazu hat, wie Patienten zu neuen Erfahrungen motiviert werden können. Gleichzeitig liegen zahlreiche wissenschaftlich fundierte Erkenntnisse vor, wie eine Exposition an neue und/oder belastende Situationen möglichst erfolgreich durchgeführt werden kann. Wenn dies somit letztendlich verfahrensübergreifend wichtig ist und gleichzeitig gute wissenschaftliche Erkenntnisse hierzu vorliegen, gehören diese Erkenntnisse und die daraus abgeleiteten Kompetenzen zu den Grundkompetenzen eines fundierten psychotherapeutischen Handelns.

4. Aufbau von relevanten Kompetenzen und Fertigkeiten

In kaum einem Psychotherapiebereich hat sich in den letzten Jahrzehnten mehr getan als in dem Bereich der Entwicklung von Interventionen, die dem fokussierten Aufbau von Kompetenzen und Fertigkeiten dienen. Traditionell begann dies mit Interventionen zum Aufbau von Entspannung oder zur Entwicklung von sozialer Kompetenz. Psychotherapie als Fähigkeit zur Verbesserung der Kompetenz zur Emotionsregulation wird in vielen Bereichen als wesentlich betrachtet (Berking et al. 2014; Svaldi et al. 2012). Der Aufbau der Kompetenz zur Herstellung von Achtsamkeit und zur Akzeptanz aversiver Zustände kann viele Anregungen aus den neuen, Dritten-Welle-Verfahren ziehen. Die mentalisierungsbasierte Psychotherapie MBT (Taubner et al. 2019) betont die Entwicklung der Kompetenz, Situationen des Mentalisierungsversagens zu erkennen und Kompetenzen wie Perspektivenübernahme oder Empathie auszubauen; damit baut dieser Ansatz, der eher psychodynamische Wurzeln hat, nicht mehr exklusiv auf psychodynamische Grundkonzepte auf, sondern auf allgemeine psychologische Erkenntnisse der Perspektivenempathie und Empathie-Entwicklung. Ein kompetenzorientierter Ansatz ist somit oftmals direktes Spiegelbild eines an Störungsmechanismen orientierten Ansatzes, da Kompetenzen vermittelt werden, die zur Veränderung der Störungsmechanismen führen sollen. Ein übergeordnetes Prinzip fast aller psychotherapeutischer Ansätze ist es, psychologische Flexibilität zu erhöhen. Der Begründer von ACT, Steven Hayes, formuliert psychische Erkrankungszustände als Einengung psychologischer Bewältigungsmechanismen, die wieder ausgebaut werden müssen zu einer breiten Auswahl von Bewältigungsstrategien, die flexibel eingesetzt werden können (Hayes et al. 2014). »Self Compassion« und Selbstfürsorge sind weitere Entwicklungen, um spezifische Kompetenzen und Fertigkeiten bei Patientinnen und Patienten zu fördern.

Wenn jedoch alle diese therapeutischen Methoden darauf aufbauen, dass Patientinnen und Patienten bestimmte Kompetenzen entwickeln und ausbauen sollen, so macht dies deutlich, dass alle diese Ansätze auch auf vergleichbaren Grundprinzipien basieren: Der Erwerb von Kompetenzen folgt üblicherweise gängigen lernpsychologischen Regeln. Üblicherweise werden Prinzipien angewandt wie schrittweises Vorgehen unter Vermeidung von Überforderung, positive Rückmeldung sowie Vermittlung weiterer positiver Erfahrungen bei Verhaltensänderung. Damit basieren alle diese Ansätze auf vergleichbaren grundlegenden psychologischen Prozessen des Kompetenzerwerbs. Entsprechend ist es notwendig und sinnvoll, diese grundlegenden Prozesse zu kennen und therapeutisch umsetzen zu können, um dann je nach Problemdefinition diese Ansätze für den Erwerb spezifischer Kompetenzen einsetzen zu können. Aspekte des Modelllernens/Modellvorgaben oder weitere Instruktionen können diesen Prozess unterstützen.

5. Kompetente Gestaltung der therapeutischen Beziehung
Auch hier haben verschiedene therapeutische Richtungen unterschiedliche Zugänge beschrieben, die jedoch in aller Regel dem gleichen Ziel dienen: die bei vielen (wenn auch nicht allen) Menschen mit psychischen Störungen problematischen Beziehungserfahrungen aufzugreifen, um über befriedigendere Beziehungserfahrungen zu mehr psychischer Stabilität beizutragen. Zusätzlich ist der Sonderfall der Qualität der therapeutischen Beziehung einer der wichtigen Prädiktoren für Therapieerfolg.

Letztendlich lässt sich zusammenfassen, dass viele Ansätze zur beziehungsfokussierten Psychotherapie oftmals sequenziell vorgehen. An erster Stelle steht die Definition der typischen Beziehungs- und Bindungsmuster der Patienten sowie damit assoziierter Probleme. Psychoanalytisch wird die Inszenierung von Beziehungsmustern durch Patientinnen und Patienten z. B. im szenischen Verhalten bei den ersten Kontakten hierzu herangezogen. Andere therapeutische Verfahren warten nicht nur auf das Spontanverhalten der Patientinnen und Patienten, sondern versuchen einen etwas strukturierteren Zugang zur Diagnostik des Beziehungs- und Bindungsverhaltens zu finden. Jim Mc Cullough hat bei der Entwicklung des Behandlungsansatzes CBASP (McCullough 2003) das sogenannte Kiesler Kreismodell stark in den Vordergrund gestellt, das das etablierte Interaktionsverhalten auf den zwei Dimensionen dominant versus unterwürfig sowie freundlich versus distanziert charakterisiert. Diese Dimensionen werden jedoch nicht als Persönlichkeitszüge oder festgefahrene Bindungsmuster interpretiert, sondern auch als Reaktion auf Interaktionspartner (z. B. im Sinne einer komplementären Beziehungsgestaltung). Verhaltenstherapeutisch werden solche Ideen oftmals ergänzt durch die Analyse von Annäherungszielen und Vermeidungszielen in Beziehungen. Eher situationsübergreifende Beziehungsmuster werden im Rahmen der Bindungstheorie beleuchtet.

Ist der Beziehungsstil analysiert, wird es üblicherweise eine Phase geben, die neben einer motivationalen Klärung des Beziehungsstils auch fortschreitet zu Übungen zur Mentalisierung und Perspektivenübernahme bezüglich des Verhaltens eines möglichen Gegenübers. Zwar wird auch diskutiert, ob es eine überzogene Kompetenz zur Mentalisierung geben kann (z. B. bei Borderline-Patientinnen und -Patienten; s. auch Diskussion zur Pseudomentalisierung: Taubner et al. 2019), trotzdem gilt als Grundprinzip, dass eine verbesserte Kompetenz zur Perspektivenübernahme von Interaktionspartnern dazu beiträgt, befriedigendere Interaktionen führen zu können, und insbesondere in Konfliktsituationen eher Lösungen zu erreichen. Auch die Übertragungsarbeit bei psychodynamischen Verfahren kann hier angesiedelt werden, genauso wie die Übertragungshypothese und das kontingente persönliche Einbringen eigener emotionaler Reaktionen des Therapeuten beim CBASP. Als nächste Phase wird oftmals eine systematische Analyse von Interaktionssituationen vorgenommen, um zum Beispiel zu klären, ob das Interaktionsmuster wirklich den Zielen dient, die die Patientin oder der Patient für die Interaktion haben. Sollen hier andere Ziele der Interaktion erreicht werden als bisher, wird man oftmals mit Maßnahmen zum Kompetenzaufbau im Bereich sozialer Kompetenzen eine Unterstützung anbieten können, um in Beziehungs- und Interaktionssituationen zu besseren Ergebnissen zu kommen.

Diese Übersicht zu beziehungsorientiertem Vorgehen macht deutlich, dass trotz unterschiedlicher theoretischer Hintergründe oftmals eine gemeinsame Systematik, beginnend von der Beziehungsanalyse bis hin zur Veränderung zu befriedigender Beziehungsgestaltung den Ansätzen zugrundeliegt. Betrachten wir diese Ansätze nicht als unverknüpfbare, getrennte Entitäten, sondern als ähnliche Ansätze mit vergleichbarer Zielsetzung, ist das Gebot der Stunde, die Expertinnen und Experten dieser Themen zusammenzubringen, um eine gegenseitige Befruchtung zu stimulieren und vergleichende Forschung der verschiedenen Techniken zum Erreichen der gemeinsamen Ziele vorzunehmen. Für die Aus- und Weiterbildung bedeutet dies jedoch, dass unabhängig von dem verfolgten theoretischen Überbau alle kompetenten Psychotherapeutinnen und Psychotherapeuten ein Repertoire zur Verfügung haben müssen, kompetent mit dem Beziehungsverhalten von Patientinnen und Patienten zu arbeiten sowie reflektiert eigene Beziehungsmuster einzubringen.

6. Interventionen im Mehrpersonen-Setting

Auch wenn durch die Entscheidungen des wissenschaftlichen Beirats sowie des gemeinsamen Bundesausschusses die systemischen Therapieansätze etwas heraus geschnitten wurden in Form eines eigenen Verfahrens, so darf dies doch nicht darüber hinwegtäuschen, dass ein kompetenter Umgang mit dem Mehrpersonen-Setting eine Grundkompetenz aller Psychotherapeutinnen und Psychotherapeuten sein muss. Es ist beschämend, wenn zumindest die Abrechnungsdaten aus ambulanter Psychotherapie darauf hinweisen, dass in weniger als einem Prozent der Fälle Angehörige in die Psychotherapie miteinbezogen wurden und dies dann auch aus den Abrechnungen ersichtlich war (Best 2010). Psychische Störungen etablieren sich im Netzwerk sozialer Beziehungen, und lassen sich vermutlich am besten auch dann verändern, wenn die sozialen Beziehungen den Veränderungsprozess unterstützen. Die Arbeit im Mehrpersonen-Setting ist bei psychischen Erkrankungen des Kindes- und Jugendalters zwar häufiger vertreten (Einbezug der Familien), stellt aber insgesamt immer noch ein bei Weitem zu sehr missachtetes Feld dar. Viele Angehörige sind durch die Psychotherapie ihres Partners verunsichert, manche arbeiten gegen die Therapie, und fast alle haben keine Vorstellungen, welche Empfehlungen sich aus der Therapie ableiten, die sie vielleicht als Angehörige unterstützen oder zumindest nicht blockieren sollten.

Eine weitere Standard-Herausforderung für Psychotherapeutinnen und Psychotherapeuten mindestens im stationären Setting ist die Durchführung von Gruppentherapie. Auch hier gelten Grundregeln menschlicher Systeme, es bilden sich sozialpsychologische Rollen in den Gruppen aus, und die Gruppenprozesse müssen klug von der Gruppentherapeutin oder dem Gruppentherapeuten gesteuert werden. Die Herstellung von Bedingungen für erfolgreiche Gruppentherapie ist stark mit der Kompetenz zur Leitung von Gruppen bei Psychotherapeutinnen und Psychotherapeuten assoziiert. Aus diesen Gründen ist die Vermittlung von Handlungskompetenz zum Umgang mit Mehrpersonen-Settings nicht nur etwas, was an die systemische Therapie »outgesourct« werden darf, sondern was zu den Grundkompetenzen aller Psychotherapeutinnen und Psychotherapeuten zu rechnen ist.

MERKSÄTZE

Für modularisierte Psychotherapie sollten Psychotherapeutinnen und Psychotherapeuten danach ausgebildet werden, in folgenden Bereichen Kompetenzen nach bestem wissenschaftlichem und praktischem Stand zu erwerben:

- Motivationsaufbau, Klärung, Lebensziele
- Symptom-Management und krankheitsfokussierte Interventionen
- Auseinandersetzung mit neuen und belastenden Situationen (Exposition als verfahrensübergreifende Intervention)
- Aufbau von relevanten Kompetenzen und Fertigkeiten
- Kompetente Gestaltung der therapeutischen Beziehung
- Interventionen im Mehrpersonen-Setting
- Hinzu kommt ein zielgerichteter Erwerb persönlicher Kompetenzen

7. Persönliche Kompetenzen von Psychotherapeutinnen und Psychotherapeuten

Es gilt zwischenzeitlich als unstrittig, dass persönliche Kompetenzen von Psychotherapeutinnen und Psychotherapeuten, also auch Kompetenzen jenseits fachlichen Wissens und fachlich-motivierten Handelns, zum Therapieerfolg beitragen. Psychotherapeutinnen und Psychotherapeuten sind zuvorderst auch Modell für den Umgang mit Emotionen, Bedürfnissen oder Konflikten, sodass ihre diesbezügliche Kompetenz entsprechende Veränderungsprozesse bei Patientinnen und Patienten behindern oder fördern kann. Sie können eine eher partizipative Dialog-Gestaltung einnehmen und damit Selbstentwicklungsprozesse fördern, oder eher dominanter auftreten bzw. durch ihr Wissen und ihre Interpretationen als zwar interessant, jedoch unerreichbar gelten. Auch Psychotherapeutinnen und Psychotherapeuten benötigen jene Kompetenzen, die sie Patientinnen und Patienten vermitteln wollen:

Achtsamkeit, bewusster Umgang mit Emotionen und Bedürfnissen, Akzeptanz aversiver Zustände, Aufbau positiver Erwartungen, gutes Zeitmanagement, Offenheit, Positivität, Flexibilität, Mentalisierung und Perspektivenübernahme und weitere. Bezüglich der Überlegungen zu einer Parcours-Prüfung in der neuen Psychotherapie-Approbation wurde eine Übersicht über relevante persönliche Kompetenzen von Psychotherapeutinnen und Psychotherapeuten erstellt (Brakemeier et al. 2022). Diese folgt einem eher wissenschaftlich fundierten Kompetenz- und Wachstumsmodell. Dies ist vor allem deshalb betonenswert, da viele Selbsterfahrungskurse und Ansätze zur Persönlichkeitsentwicklung von Psychotherapeutinnen und Psychotherapeuten weniger wachstumsorientiert sind als defizitorientiert. Deshalb gilt auch für die Weiterentwicklung persönlicher Kompetenzen von Psychotherapeutinnen und Psychotherapeuten, dass hier selbstoptimierende Prozesse zwischen Selbsterfahrungsangebot versus Effekt auf die Persönlichkeitsentwicklung angehender Psychotherapeutinnen und Psychotherapeuten zu etablieren ist.

6.6 Ausblick: Ist eine kompetenzbasierte Aus- und Weiterbildung in Psychotherapie möglich?

Die zunehmende Loslösung von den übergeordneten Theorien traditioneller Therapieverfahren mag für manche provokant und verunsichernd wirken, und die Frage wurde aufgeworfen, ob dies überhaupt wissenschaftlich fundiert möglich sein kann. Allerdings kann diese Frage erstmals umgedreht werden: Warum sollte die Ausbildung in Kompetenzen und Fertigkeiten bei Psychotherapeutinnen und Psychotherapeuten, die auf unterschiedlichen theoretischen Modellen basieren, nicht möglich sein? Wir haben eine überzeugende Evidenz für therapeutische Ansätze, die nicht nur Wurzeln in einem einzelnen Verfahren haben. Viele Praktikerinnen und Praktiker machen bereits heute Kombinationen aus verschiedenen Ansätzen, bekommen allerdings von der Wissenschaft bislang kaum Handlungshilfen vermittelt, wie hier aus einem blinden Eklektizismus ein kluges, bewusstes Einsetzen unterschiedlicher Strategien werden kann. Die verfahrensübergreifende Aus- und Weiterbildung ist also möglich und sogar notwendig, wenn man eine leitlinienorientierte Versorgung erreichen will, erfordert aber auch weitere Initiativen in der Interaktion zwischen Wissenschaft, Kompetenzdefinition, Aus- und Weiterbildung sowie praktischer Anwendung. In einer gemeinsamen Arbeit mit dem Psychotherapieforscher Wolfgang Lutz haben wir dargestellt, dass eine zukünftige Psychotherapie-Weiterbildung auch letztendlich relativ losgelöst von einzelnen Verfahren und basierend auf wissenschaftlichen Erkenntnissen zum Störungs-, Problem- und Veränderungsprozess aufbauen kann (Lutz & Rief, in press). Dies bedeutet keineswegs einen kompletten Verzicht in der Vermittlung von traditionellen Therapiekonzepten (in denen ja durchaus auch wichtige Erfahrungen verankert sind), aber eine Ablösung von »monotheistischen« Ansätzen, orientiert an einer einzigen Theorie. In keiner Wissenschaft wird erzwungen, dass das Handeln nur auf einer einzelnen Theorie basiert, und jedes wissenschaftliche Studium ist durch die Vermittlung von konkurrierenden Modellen gekennzeichnet. Bisher sind keine schädlichen Auswirkungen davon bekannt.

Eine kompetenzbasierte Aus- und Weiterbildung in Psychotherapie ist eine notwendige Voraussetzung, um eine Modulare Psychotherapie in der Praxis umsetzen zu können sowie im Sinne einer Mechanismen-orientierten Psychotherapie eine gezielte, personalisierte Therapieplanung vornehmen zu können. Nur wenn Psychotherapeutinnen und Psychotherapeuten einen gesamten psychotherapeutischen Verlauf unterteilen können in einzelne psychotherapeutische Prozesse, die wissenschaftlich fundiert auch unterschiedlichen Theorien folgen können, werden hier eine Flexibilisierung im Sinne auch der Nutzung von Synergien zwischen verschiedenen Behandlungsansätzen und verfahrensübergreifende Interventionen möglich. Auch der Ansatz der prozessbasierten Psychotherapie (Hayes et al. 2020; Hofmann & Hayes 2018) betont, dass bei der Fokussierung auf einzelne Prozesse letztendlich ein enger Verfahrensbezug aufgegeben werden kann, und an die Stelle von Abgrenzung dann gegenseitige Befruchtung, Synergieeffekte und Personalisierung treten (→Kapitel 2). Letztendlich ist das übergeordnete Ziel des Aufbrechens bestehender Verfahrensgrenzen auch ein anderes: Es geht nicht mehr um die Frage »Welche Patientinnen und Patienten passen zur Therapie ausgewählter Psychotherapeutinnen und Psychotherapeuten?«, sondern es geht darum, Psychotherapeutinnen und Psychotherapeuten so auszubilden, dass Psychotherapie eine echte Profession ist, die wissenschaftlich fundiert eine personalisierte Therapieplanung vornimmt. Im Mittelpunkt steht damit nicht mehr die Therapieschule, sondern das Problem der Patientin oder des Patienten.

6.7 Literatur

Arntz, A. & Jacob, G. (2017). *Schema therapy in practice: An introductory guide to the schema mode approach*: John Wiley & Sons.

AWMF. (2021). Screening, Diagnose und Behandlung alkoholbezogener Störungen.

Berking, M., Dreesen, J. & Jacobi, C. (2004). Was wollen Patienten wann und wo erreichen? Die Veränderungen von Therapiezielen während und nach einer stationären Verhaltenstherapie. *Verhaltenstherapie, 14*(4), 245–252.

Berking, M., Wirtz, C. M., Svaldi, J. & Hofmann, S. G. (2014). Emotion regulation predicts symptoms of depression over five years. *Behaviour Research and Therapy, 57*, 13–20.

Best, D. (2010). Zahlen und Fakten zur Psychotherapie. *Psychotherapie Aktuell, 3*, 2–6.

Brakemeier, E.-L., Taubner, S., Schwinger, M., Wilhelm, O. & Rief, W. (2022). Empfehlungen zur Gestaltung und Qualitätskontrolle der anwendungsorientierten Parcoursprüfung in der psychotherapeutischen Approbation. *Psychologische Rundschau, 73*(1), 54–66.

EACLIPT Task Force On »Competences of Clinical Psychologists« (2019). Competences of Clinical Psychologists. *Clinical Psychology in Europe, 1*(2).

Faller, H. (2000). Therapieziele und Indikation: Eine Untersuchung der Fragebogenangaben von Patienten bei der psychotherapeutischen Erstuntersuchung. *Psychotherapie, Psychosomatik, medizinische Psychologie, 50*, 292–300.

Grawe, K. (2000). *Psychologische Therapie*. Göttingen: Hogrefe.

Hayes, S. C., Hofmann, S. G. & Ciarrochi, J. (2020). A process-based approach to psychological diagnosis and treatment: The conceptual and treatment utility of an extended evolutionary meta model. *Clinical Psychology Review*, 101908.

Hayes, S. C., Wilson, K. G. & Strosahl, K. D. (2014). Akzeptanz-& Commitment-Therapie: Achtsamkeitsbasierte Veränderungen in Theorie und Praxis: Junfermann Verlag GmbH.

Hofmann, S. G. & Hayes, S. C. (2018). The Future of Intervention Science: Process-Based Therapy. *Clinical Psychological Science, 7*(1), 37–50.

Hoyer, J. & Krämer, L. V. (2022). *Verhaltensaufbau und -aktivierung*. Göttingen: Hogrefe.

Lutz, W. & Rief, W. (in press). Wie kann eine Transtheoretische Psychotherapie-Weiterbildung in Deutschland aussehen? Ein Beitrag zu einer Personalisierten Evidenzbasierten Psychologischen Therapie PEPT. *Psychotherapeutenjournal*.

McCullough, J. P. (2003). Treatment for chronic depression: Cognitive behavioral analysis system of psychotherapy (CBASP) (Vol. 13): Educational Publishing Foundation.

Miller, W. R. & Rollnick, S. (2002). *Motivational interviewing: Preparing people for change*: Guilford press.

Orvati Aziz, M., Mehrinejad, S. A., Hashemian, K. & Paivastegar, M. (2020). Integrative therapy (short-term psychodynamic psychotherapy & cognitive-behavioral therapy) and cognitive-behavioral therapy in the treatment of generalized anxiety disorder: A randomized controlled trial. *Complement Ther Clin Pract, 39*, 101122.

Rief, W. (2021). Moving from tradition-based to competence-based psychotherapy. *BMJ Evidence-Based Mental Health, 24*, 115–120.

Sattel, H., Lahmann, C., Gündel, H., Guthrie, E., Kruse, J., Noll-Hussong, M., Ohmann, C., Ronel, J., Sack, M., Sauer, N., Schneider, G. & Henningsen, P. (2012). Brief psychodynamic-interpersonal psychotherapy for patients with multisomatoform disorder: A randomised controlled trial. *British Journal of Psychiatry, 100*, 60–67.

Stangier, U. (2022). *Verhaltensexperimente*. Göttingen: Hogrefe.

Svaldi, J., Griepenstroh, J., Tuschen-Caffier, B. & Ehring, T. (2012). Emotion regulation deficits in eating disorders: A marker of eating pathology or general psychopathology? *Psychiatry research, 197*(1–2), 103–111.

Taubner, S., Fonagy, P. & Bateman, A. W. (2019). *Mentalisierungsbasierte Therapie*. Göttingen: Hogrefe.

UCL, University College of London. (2020). Competence Frameworks.

Wampold, B. E., Imel, Z. E. & Flückiger, C. (2018). *Die Psychotherapie-Debatte: Was Psychotherapie wirksam macht*: Hogrefe.

SABINE C. HERPERTZ, ELISABETH SCHRAMM

7 Ausblick und Perspektiven

Mit diesem Buch haben wir erstmals versucht, den Wandel darzustellen, den psychotherapeutische Ansätze derzeit in Richtung eines personalisierten, modularen Organisationsprinzips erfahren (→Kapitel 1). Dabei wird an gestörten Mechanismen, die Funktionsbeeinträchtigungen unterliegen, und weniger an Symptomen, Störungsbildern, Diagnosen oder Theorien von Therapieschulen angesetzt (→Kapitel 2). Entsprechend soll die zukünftige Ausbildung von (psychologischen und ärztlichen) Psychotherapeut:innen kompetenzorientiert erfolgen, um die jeweiligen gestörten Mechanismen mittels evidenzbasierter Strategien behandeln zu können (→Kapitel 6). Wie im vorliegenden Buch beschrieben wurde, bietet die Modulare Psychotherapie ein Konzept von hoher Praktikabilität in der ambulanten (→Kapitel 4) und stationären psychiatrisch-psychotherapeutischen Versorgung (→Kapitel 5). Ihr »Baukastenprinzip« ermöglicht eine breite Anwendbarkeit und ein adaptives Vorgehen in Abhängigkeit von den Bedürfnissen und Funktionseinschränkungen der individuellen Patientin bzw. des individuellen Patienten sowie dem Kontext der Probleme. Ihr Fokus auf definierte Veränderungsmechanismen ermöglicht ein stringentes und personalisiertes Vorgehen (→Kapitel 3). Erste Studienergebnisse sprechen für eine gute Anwendbarkeit und eine hohe Akzeptanz durch Patient:innen und Therapeut:innen (→Kapitel 5), die empirische Validierung steckt aber noch in den Anfängen. Letztendlich soll die Identifikation von Störungsmechanismen und das gezielte Ansetzen an individuellen Problemen, aber auch Ressourcen der Patient:innen sowie eine individuell angepasste Gestaltung der therapeutischen Beziehung dazu führen, dass diese Form von Psychotherapievorgehen zu mehr als den bisher erreichten 35 % messbarer therapeutischer Verbesserung führt (Lambert 2017).

Das Konzept, therapeutisches Handeln als individuellen Konstruktionsprozess zu begreifen und gestalten, ist nicht neu. Schon lange propagierten Caspar und Grawe (1989) ein Weggehen von einer Verfahrensorientierung hin zu einer personalisierten Prozessorientierung. Wie Caspar in einem Überblicksartikel (2009) postuliert: »Psychotherapien sind empirisch informiert nach einer Vielzahl von Aspekten individuell auf den einzelnen Patienten zuzuschneiden. Ein optimales Resultat ist nur dann zu erwarten, wenn die Therapie optimal zu einzelnen Patienten bzw. konkreten Situationen passt!« (Caspar 2009, S. 215)

Die Abbildung gibt einen zusammenfassenden Überblick über das Vorgehen in der Modularen Psychotherapie (→Abb. 7.1). Am Anfang steht immer eine **ausführliche Diagnostik**, die bis hin zum »deep phenotyping« (d. h. die präzise und umfassende Analyse von phänotypischen Abweichungen einschließlich Biomarkern) reichen kann sowie die **Patientenpräferenz** einbeziehen sollte. Die Auswahl der Module erfolgt evidenzbasiert insofern als die einzelnen Bausteine in ihrer Wirksamkeit belegt sind; allerdings nur jeweils im Kontext von »treatment packages«. Die empirische Datenbasis für die **Modulauswahl und Modulsequenzierung** steht noch am Anfang (→Kapitel 1 und 4) und wird zukünftig die Chancen des Fortschritts komputationaler Methoden nutzen können. Schließlich kann ein systematisches **Monitoring des Therapieprozesses** (→Kapitel 3) genutzt werden, um im laufenden Therapieprozess direktes Feedback an Psychotherapeutinnen und Psychotherapeuten mit der Möglichkeit der Adaption geben zu können. Wie von Franz Caspar im Geleitwort herausgestellt, soll in diesem Modell die Evidenz zwar berücksichtigt werden, aber die Therapeut:innen werden wohl in einer Situation, in der ein lückenloses empirisches Begründen im Einzelfall bzw. in der konkreten therapeutischen Situation noch für einige Zeit eine Utopie bleiben wird, einen beträchtlichen Entscheidungsspielraum haben. Das steht nicht im Widerspruch dazu, dass Entscheidungsbäume, wie sie die modulare Therapie vermittelt, im Entscheidungsprozess erheblich helfen können.

Diagnostik Psychometrie →	Fallkonzeption Auswahl Interventionen →	Monitoring Therapieprozess & Adaption →	Beendigung der Therapie
• Erstellung Diagnose, Komorbidität, Funktionsstörungen, klinisch relevante Probleme und Ressourcen • Erhebung outcome-relevanter psychologischer und biologischer Patientenmerkmale (Meta-analysen, data-mining) • Patientenpräferenz, Verfügbarkeit	• Empirisch-unterstützte Interventionen für primäres Problem und Funktionsstörungen • Priorisierung der Interventionen in Abhängigkeit von Patientenmerkmalen (data-mining unterstützte Entscheidungsbäume)	• Feedback System für Monitoring des Therapieprozesses • Zeitpunkte für Verlaufsmessungen beachten • Bei Auftreten früher Prädiktoren von Therapieversagen Adjustierung der Interventionen	• Prüfung, ob ausreichender Behandlungserfolg (Outcome) vorliegt • Ggfs. Therapie adaptieren • Entlassphase und Ziele für Stabilisierung

Abb. 7.1: Überblick über das Vorgehen in der Modularen Psychotherapie.

Was sind die **Herausforderungen der Psychotherapieforschung** in Hinblick auf die Modulare Psychotherapie, die es zukünftig anzugehen gilt?

1. Es bedarf der weiteren Untersuchung der prädiktiven Potenz von **Patientenmerkmalen** bezüglich des Therapieverlaufes. Ziel sind valide und in der Versorgung einsetzbare **diagnostische Tools für die Modulauswahl** sowie eine Antwort auf die Frage, in wie weit Biomarker hier einen klinisch relevanten Stellenwert einnehmen werden.

2. Die größte Herausforderung ist die empirische Validierung des therapeutischen Vorgehens im Rahmen modularer Psychotherapie. Randomisiert-kontrollierte Studiendesigns zur Wirksamkeitsprüfung Modularer Psychotherapie sind sehr viel kom-

plexer als herkömmliche klinische Trials, die die Wirksamkeit eines manualisierten, störungsspezifischen Programms untersuchen. Hier könnten sich **neue Studiendesigns** wie »adaptive rolling designs« als hilfreich erweisen: Mehrere Behandlungskandidaten werden gleichzeitig getestet, wobei Zwischenanalysen dazu dienen, Behandlungsarme, die sich als unwirksam erweisen, fallen zu lassen; gleichzeitig können neue Behandlungsarme hinzugefügt werden, wenn neue Entdeckungen der Grundlagenforschung oder Informationen aus anderen klinischen Studien bekannt werden, bevor die klinische Studie abgeschlossen ist (Blackwell et al. 2019). Übertragen auf die Modulare Psychotherapie könnte in solchen Designs die Wirksamkeit einzelner Module getestet, die Stichprobengröße verringert und auch translationale Forschung nach neuen Erkenntnissen z.B. zu Veränderungsmechanismen beschleunigt werden.

3. Bis heute erfolgt die **Sequenzierung der Module** gewöhnlich theoriegeleitet oder in der klinischen Versorgung mit Fokus auf die Erstdiagnose, gefolgt von Prozeduren, die auf komorbide Diagnosen bzw. über die Erstdiagnose hinausgehende Problemebereiche gerichtet sind. Letzteres erfolgt ohne empirische Evidenz und könnte ein Fehlschluss sein, so wie keine empirische Evidenz dafür besteht, dass bei depressiven Patient:innen mit komorbider Persönlichkeitsstörung zunächst die Depression und danach die Persönlichkeitsstörung behandelt werden sollte (Gunderson et al. 2018). Vielmehr sind zur Beantwortung dieser Frage experimentelle Designs erforderlich, in denen die **Reihenfolge der Module systematisch variiert** und die Response gemessen wird. Gerade in Online-Therapien wäre dies an ausreichend großen Stichproben möglich.

4. Bisher ist nicht untersucht, welche **Module miteinander kombinierbar** sind, welche Kombinationen den Behandlungserfolg optimieren und welche sich gegenseitig behindern. Eine wichtige Fragestellung ist in diesem Zusammenhang die Passung von Basismodulen der therapeutischen Beziehungsgestaltung mit spezifischen Behandlungsmodulen.

Zur Sicherung einer adaptiven Psychotherapie, die neben Eingangsmerkmalen von Patientinnen und Patienten auch Verlaufsmerkmale und im Therapieverlauf auftretende Ereignisse einbezieht, kann die Auswahl der Dosis sowie der Reihenfolge einzelner Module nicht standardisiert werden und schafft damit weitere Heterogenität. Es ist also noch eine intensive Forschung notwendig, bevor die Modulare Psychotherapie zu einer Alternative in der breiten Versorgung werden kann. Diese Forschungsanstrengungen allerdings erscheinen durchaus lohnenswert, könnte die Implementation der Modularen Psychotherapie im Versorgungsalltag auf beiden Seiten, Patientinnen und Patienten, sowie Therapeutinnen und Therapeuten auf höhere Zufriedenheit und damit schnelle und nachhaltige Verbreitung treffen.

Um mit Franz Caspar (2009; S. 216) abzuschließen:

»Präskriptive Modelle, wie das in diesem Beitrag vertretene, können nur in dem Maße nützlich sein, wie sie von realistischen Voraussetzungen beim Funktionieren der Praxis und der Praktiker ausgehen. Diesbezüglich sind noch beträchtliche Lücken zu füllen, was uns aber nicht daran hindern darf, beim Prozess des Konstruierens unseres therapeutischen Handelns so gut wie bereits möglich vorzugehen. Die Situation, dass die Handlungsgrundlagen immer unvollständig sind und sich ständig weiterentwickeln, wird uns sicher erhalten bleiben. Das ist der wesentliche Grund dafür, dass Therapeuten nicht nur das gerade verfügbare inhaltliche Wissen vermittelt werden sollte, sondern auch die inhaltlichen und methodischen Grundlagen, die es ihnen erlauben, mit einer gewissen Autonomie und ohne einseitige Abhängigkeit von denen, die sagen, was gut und richtig ist, am Wandel zu partizipieren.«

7.1 Literatur

Blackwell, S. E., Woud, M. L., Margraf, J., Schönbrodt, F. D. (2019). Introducing the leapfrog design: A simple Bayesian adaptive rolling trial design for accelerated treatment development and optimization. *Clinical Psychological Science, 7*(6), 1222–1243.

Caspar, F., Grawe, K. (1989). Weg vom Methoden-Monismus in der Psychotherapie.

Caspar, F. (2009). Therapeutisches Handeln als individuellen Konstruktionsprozess. In: J. Margraf & S. Schneider (Hrsg.) Lehrbuch der Verhaltenstherapie, Band 1: Grundlagen, Diagnostik, Verfahren, Rahmenbedingungen (3. Aufl).

Gunderson, J. G., Herpertz, S. C., Skodol, A. E., Torgersen, S., Zanarini, M. C. (2018). Borderline personality disorder. *Nat Rev Dis Primers, 4*, 18029.

Lambert, M. J. (2017). Maximizing psychotherapy outcome beyond evidence-based medicine *Psychother Psychosom*; 86:80–89.

Sachverzeichnis

R

S

T